扫码进入

医疗护理员线上提升营

仁心照护　知行合一

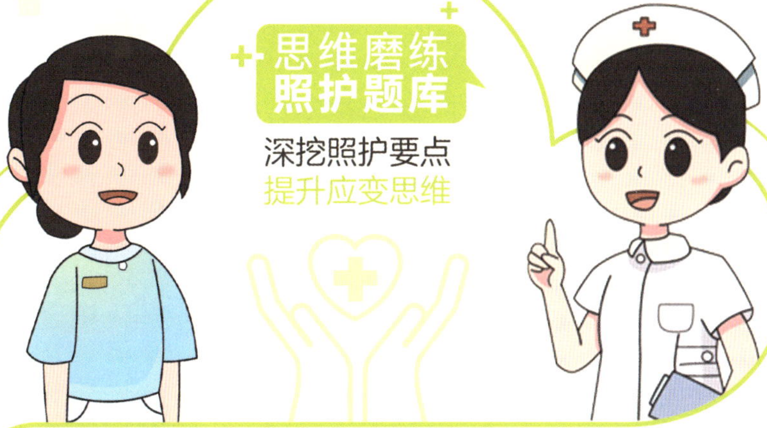

思维磨练 照护题库

深挖照护要点
提升应变思维

随行伴听·有声点播

听书学习 照护常识随声流淌

技能提升·高阶课程

理论到实操 为职业生涯增色

照护快报·资讯图册

汇集行业资讯 解读照护技巧

金牌医疗护理员系列丛书

扫码获取更多资源

医疗护理员职业认知

广西壮族自治区江滨医院　编

张琰　周雅英　叶真凤　主编

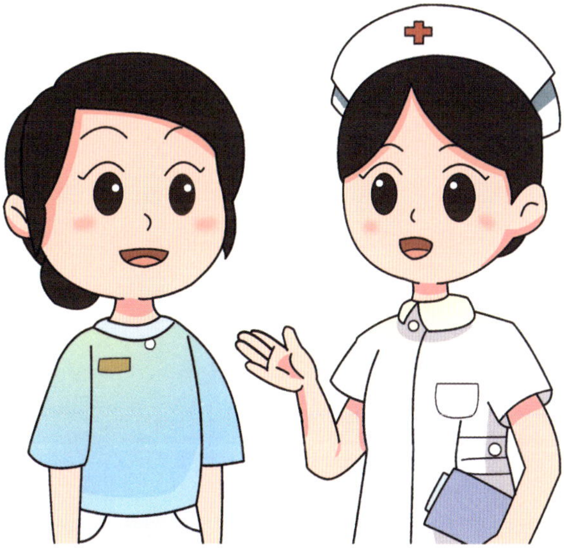

广西科学技术出版社

· 南宁 ·

图书在版编目（CIP）数据

医疗护理员职业认知 / 广西壮族自治区江滨医院编；张琰，周雅英，叶真凤主编．-- 南宁：广西科学技术出版社，2024.11. --（金牌医疗护理员系列丛书）.
ISBN 978-7-5551-2324-8

Ⅰ. R47

中国国家版本馆 CIP 数据核字第 20249BF698 号

医疗护理员职业认知

广西壮族自治区江滨医院　编
张琰　周雅英　叶真凤　主编

策　　划：何杏华
责任编辑：陈诗英　　责任校对：苏深灿
装帧设计：梁　良　　责任印制：陆　弟

出 版 人：岑　刚
出　　版：广西科学技术出版社
社　　址：广西南宁市东葛路 66 号　　邮政编码：530023
网　　址：http://www.gxkjs.com

印　　刷：广西民族印刷包装集团有限公司

开　　本：787mm × 1092mm　1/16
字　　数：118 千字　　印　　张：7
版　　次：2024 年 11 月第 1 版
印　　次：2024 年 11 月第 1 次印刷
书　　号：ISBN 978-7-5551-2324-8
定　　价：58.00 元

丛书编委会

本书编写组

主　　编：张　琰　周雅英　叶真凤

副主编：吴　强　黄晓莲　刘艺琴　莫利容　伍　勋

编写人员：薛兰芳　蒋裕娟　梁海珍　张叶翠　杨　捷

何彤薇　曾春香　郑　昕　肖玉华　陆林林

曾秀梅　冯光琴　韦海红　陈良丽　周胡丽

唐丽娥　韦江涛　莫　选　赵凯玲

总　序

悠悠万事，民生为大。

在日新月异的时代浪潮中，民生福祉始终是国家发展的根本所在，让人民生活幸福才是真正的“国之大者”。作为支撑国家繁荣与人民幸福的关键支柱，卫生健康事业既是保障人民健康的重要保证，也是民族昌盛和国家强盛的重要标志。随着人口老龄化进程的不断加速，专业的医疗护理服务日益凸显出其不可或缺的重要作用，已经成为平常百姓家庭的刚性需求，无论是在政府层面还是在社会层面，都对医疗护理员这一新兴职业的专业素养和服务能力，提出了前所未有的高标准、严要求。

医疗护理员作为医疗辅助服务体系的主要成员之一，承担着为患者提供全方位护理服务的重任，他们以专业的技能和无私的奉献，“替天下儿女尽孝心，变久病床前有义子”。因此，医疗护理员必须具备专业的医学素养及照护技能。目前，尽管医疗护理市场需求旺盛，但是医疗护理员的专业人才供给却相对不足，特别是受过规范化培训的专业医疗护理员更是短缺。国家卫生健康委员会联合人力资源和社会保障部多次发文强调，大力推进行业标准化和规范化建设，高度重视医疗护理员培训，加强规范化管理。这不仅有利于加快发展护理服务业，增加医疗护理服务供给，更有利于精准对接人民群众多样化、多层次的健康需求，对稳增长、促改革、调结构、惠民生和扩大社会就业具有积极意义。

广西是全国进入人口老龄化社会较早的省区之一，预计2025年广西将进入中度人口老龄化社会。为秉持以人民健康为中心的发展理念，着力解决群众急难愁盼的护理问题，持续提升患者就医体验，2024年2月，自治区人力资源和社会保障厅、自治区卫生健康委员会、自治区财政厅、自治区市场监督管理局、自治区中医药管理局联合印发《加强医疗护理员培训和规范管理试点方案》，提出推进医疗护理员统一登记、统一培训、统一评价、统一着装、统一标识、统一管理，促进医疗护理员职业化、专业化、标准化、规范化。在此背景下，“金牌医疗护理员系列丛书”的问世，既回应了时代需求，也是一次“逢山开路、遇水搭桥”的探索与创新，是对医疗护理员队伍建设的有力推动。

广西壮族自治区江滨医院（广西壮族自治区第三人民医院）是广西唯一的三级甲等老年病医院，七十余年来深耕老年医学、康复医学领域，是广西最早开展医疗护理员培训工作的医院之一，已经形成了可复制、可推广的江滨医疗护理员品牌服务新模式。“金牌医疗护理员系列丛书”由该医院组织编写，汇聚了众多资深医疗及护理专家学者的智慧与心血。该丛书分为四册，分别为《医疗护理员职业认知》《医疗护理员基础知识》《医疗护理员照护技能》《医疗护理员人文关怀》，全面系统地介绍医疗护理员需要掌握的知识与技能，为医疗护理员的实践与成长提供生动而宝贵的资源。

如今，随着医疗护理职业的规范化，越来越多获得专项职业能力证书的医疗护理员持证上岗，保障了服务的标准化、规范化。展望未来，医疗护理员行业将迎来更加广阔的发展空间和光明的发展前景。该丛书的出版，将极大地促进医疗护理员队伍的专业化、规范化建设，为提升医疗护理服务水平、推动医疗卫生事业发展注入新的活力。希望医疗护理员通过对该丛书的研读，不断提升专业素养，为患者提供更优质、高效的照护服务。

在此，向广西壮族自治区江滨医院及所有参与该丛书编写的专家学者表示衷心的感谢和崇高的敬意！祝愿“金牌医疗护理员系列丛书”能够成为医疗护理员成长道路上的良师益友，引领医疗护理行业科学化发展。同时，进一步明确专业医疗护理员的职责、权利和义务，确保这一职业群体引得来、留得住是各方共识与目标，希望社会各界给予更多的关注与支持，共同推动医疗护理事业的繁荣发展，为实现健康中国作出积极的贡献。

2024 年 10 月

前　言

在当今这个变革与机遇并存的时代，医疗健康领域正以前所未有的速度蓬勃发展。科技的日新月异与民众健康意识的显著提升，共同推动了医疗服务行业的健康发展，也对医疗人才提出了更高的要求。医疗护理员作为医疗机构中不可或缺的一员，他们直接参与患者的日常护理工作，协助医护人员为患者提供贴心、专业的照护服务。凭借其独特的魅力与价值，这一职业群体在医疗卫生体系中扮演着至关重要的角色，既是医疗团队中的坚实后盾，也是患者康复旅途中的温馨伴侣。

为积极响应国家卫生健康委员会等五部门联合发布的《关于加强医疗护理员培训和规范管理工作的通知》精神，加强医疗护理员人才队伍建设，满足社会多元化、多层次的健康照护需求，推动医疗护理员职业化发展，我们组织了一批具有丰富经验的专家，共同编写了这本“金牌医疗护理员系列丛书”之《医疗护理员职业认知》，旨在为医疗护理员提供一个系统、全面的学习平台，帮助他们深入了解职业领域、职业发展路径及岗位要求，并对照自身岗位要求查漏补缺、精益求精，实现知识与实践的深度融合，最终达到教学就业一体化的目标。

本书共分为五个章节，每一章都围绕一个核心主题展开，从医疗护理员的起源与发展、职责与规范、理论与实践、提质量与促发展、法律法规与安全防护等多个维度，深入剖析医疗护理员职业的丰富内涵。各节内容丰富、全面，包括学习目标、正文内容、小贴士、思考题等板块，既突出重点，又兼顾科学性与实用性，对于规范医疗护理员工作具有积极的意义。

在编写过程中，我们深入调研了各类医疗机构的医疗护理员现状，广泛查阅了国内外相关文献资料，力求为读者呈现一个全面、客观、真实的医疗护理员职业图景。本书的编写团队由具有丰富医疗护理工作经验的行政管理者、临床护士长和一线护士组成，他们为本书的编写提供了宝贵的实践经验，亦付出了大量的心血，从而确保本书的内容更加完善与丰富，同时兼具科学性和权威性。

我们诚挚地希望，本书能对护理专业的学生、普通医疗护理员、医疗护理员管理者及对医疗护理感兴趣的普通读者等起到指导作用，无论是初涉此行，渴望提升专业技能，还是希望精进管理之道的，都能通过本书更好地理解自己的角色，激发对这份职业的热情与热爱。同时，我们也期待每一位医疗护理员都能通过本书找到自己的影子，看到自己的成长，感受到职业的荣耀与价值。希望让更多的人了解医疗护理员，尊重医疗护理员，支持医疗护理员。

因编者水平有限，书中疏漏和不足之处在所难免，敬请专家和广大读者予以批评指正。

编　者

2024 年 10 月

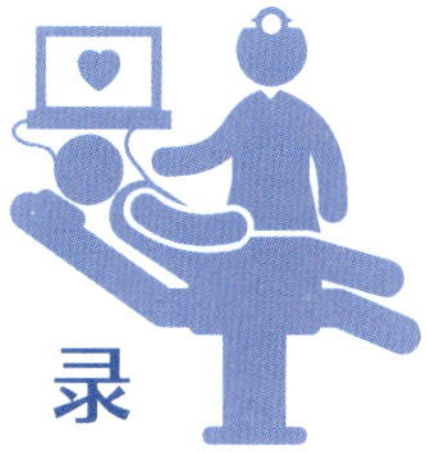

目 录

扫码获取更多资源

第一章
医疗护理员新视角：起源与发展

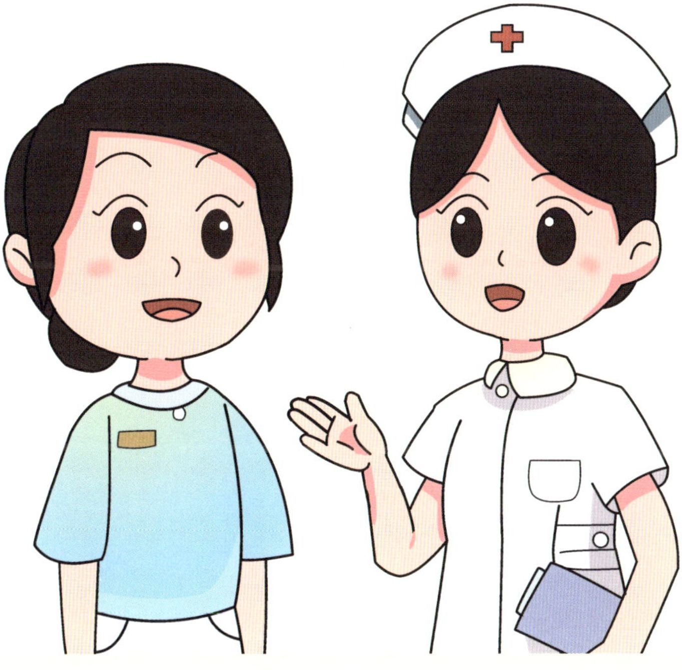

扫码获取更多资源

第一节　医疗护理员的角色和职业特点

【学习目标】

（1）掌握医疗护理员的概念。

（2）熟悉医疗护理员的职业特点与价值。

随着中国人口老龄化趋势的日益显著，专业医疗护理员的市场需求持续攀升，人才缺口亦随之不断扩大。作为老年护理领域的重要补充力量，医疗护理员在缓解家政服务行业结构性矛盾、解决“有老有小”家庭健康照护难题等方面带来了希望，逐渐成为备受瞩目的新兴热门职业。当前，这一职业的市场需求与从业人数均呈现出迅猛增长的态势。据预测，未来五年内，我国医疗护理员的市场需求量将超过 500 万人，预示着医疗护理员拥有极为广阔的就业前景。

2020 年 2 月 25 日，人力资源和社会保障部联合国家市场监管总局、国家统计局，正式向社会公布新确认的国家职业“医疗护理员”，并将其纳入《中华人民共和国职业分类大典》。此举标志着以往在医院从事患者生活辅助照护工作的各类就业者，包括但不限于护工、保姆、陪护、护理员、家政员等，自此拥有了统一、规范且专业的职业名称——医疗护理员。

一、医疗护理员的概念

在职业定位上，医疗护理员属于医疗辅助人员范畴，其核心职责在于提供辅助护理工作，并不隶属于医疗机构卫生专业技术人员的行列。他们通常在医生、护士等专业医疗人员的指导与监督下，为患者或老年人群体提供基础性的护理服务及日常生活照料服务。

医疗护理员作为医疗卫生服务体系中的重要一环，其角色与职责可从以下五个方面进行理解：

1. 辅助性角色。医疗护理员的工作性质为辅助护理，紧密配合医生和护士完成一些基础的医疗护理任务。例如，帮助患者按时服药、协助康复锻炼等。

2. 专业培训背景。医疗护理员须经过系统的专业培训，掌握必要的医学知识和护理技能。例如，常见异常体征的识别，包括发热、寒战等。

3. 服务对象。医疗护理员的服务范围广泛，不仅限于医院的患者，还包括社区里的老年人、孕产妇等。

4. 工作内容。医疗护理员的工作内容多样，涵盖协助患者进行日常活动、提供基本的医疗护理服务、执行医生和护士的指令等多个方面。

5. 职业道德。医疗护理员需要坚守职业道德，尊重并保护患者的隐私和尊严，为患者提供安全、优质的照护服务。

二、医疗护理员的职业特点

医疗护理员是一种职业形态，是医疗卫生服务体系中的重要组成部分，其服务有别于患者住院时家属及亲戚朋友基于亲情而给予的照顾。他们通常具备以下特点：

1. 耐心细致：在照顾患者时，医疗护理员需要展现出极大的耐心，以确保患者得到恰当的照顾。

2. 良好的沟通能力：医疗护理员需要与患者、家属及医疗团队进行有效沟通，以确保护理计划的顺利实施。

3. 富有同情心：医疗护理员需要体谅患者的病情和情绪，提供情感上的支持。

4. 责任心强：医疗护理员在工作中需要承担起对患者的责任，确保照护服务的质量和安全。

5. 良好的适应能力：医疗环境可能变化迅速，医疗护理员需要具备迅速适应不同的工作环境和护理需求的能力。

6. 良好的体力和耐力：护理工作可能需要长时间站立和进行体力劳动，因此医疗护理员需要具备良好的体力和耐力。

7. 良好的学习能力：医疗护理员需要不断学习新的医疗知识和技能，以跟上医疗领域的发展。

8. 富有团队合作精神：医疗护理员通常需要与其他医疗专业人员合作，共同为患者提供全面的照护服务。

9. 遵守职业道德：医疗护理员需要遵守医疗行业的职业道德和规范，保护患者的隐私和权益。

10. 遵守法律法规意识：医疗护理员在工作中需要遵守相关的法律法规，确保照护服务的合法性。

11. 应急处理能力：医疗护理员在紧急情况下需要能够迅速做出反应，采取合适的应急措施。

医疗护理员能够为患者提供高质量的照护服务，同时也保证了医疗护理工作的专业性和安全性。医疗护理员对医疗卫生服务体系的运作至关重要，可以帮助医护人员减轻工作压力，提高医疗服务的效率和质量。

三、医疗护理员的职业价值

职业价值是指个人在从事特定职业活动过程中所收获的内心满足与社会认同，它揭示了工作对于个体成长与社会发展的双重积极意义。在医疗护理领域，这一价值体现得尤为鲜明。医疗护理员的职业价值可从经济价值、社会价值及个人价值等多个维度进行全面审视：

1. 经济价值：随着医疗护理员职业等级的不断攀升，他们不仅能够享受到更为丰厚的薪资待遇与福利，还将迎来更为广阔的晋升空间与更多的发展机遇。例如，拥有高级技师职称的医疗护理员，相较于初级护理员，往往能获得更高的薪酬回报与更加多元的职业发展机会。

2. 社会价值：作为医疗团队中不可或缺的一员，医疗护理员的专业能力直接关乎患者的康复进程与生活品质。高级别的医疗护理员，凭借其专业的技能与丰富的经验，能够为患者提供更加个性化、高质量的护理服务，从而在更广泛的社会层面展现出独特的价值魅力。

3. 个人价值：职业技能等级的提升，不仅是医疗护理员专业技能日益精进的过程，更是他们个人成就感与职业满意度不断增强的源泉。高级别的医疗护理员在工作中能够享有更多的自主权与专业尊重，这不仅增强了他们的职业认同感与满足感，更为其个人职业发展注入了源源不断的动力。

在多元化的职业舞台上，每一种职业都如同社会这部庞大机器中的一枚齿轮，以其独特的方式运转并贡献着不可或缺的价值。这些贡献跨越经济、社会、个人乃至道德伦理等多个领域，共同编织社会进步与文明发展的壮丽图景。医疗护理员作为医疗卫生体系中的重要角色，其职业价值不仅体现在对患者身心的悉心照料上，更体现在他们为维护人类健康、增进社会福祉所作出的深远贡献。

小贴士

医疗护理员和护工的区别

二者在医疗服务体系中有不同定位和责任：护工侧重于日常生活照顾和基础护理工作，如协助患者进食、排泄、沐浴以及维护病房的整洁与卫生；医疗护理员需要具备一定的医学知识和技能，能够协助护士进行患者的治疗和护理工作，需要接受专业的护理培训，拥有较高水平的医疗技能和知识，在医生、护士等专业人员的指导下，为患者或老年人提供基础的护理服务和日常生活照料等。

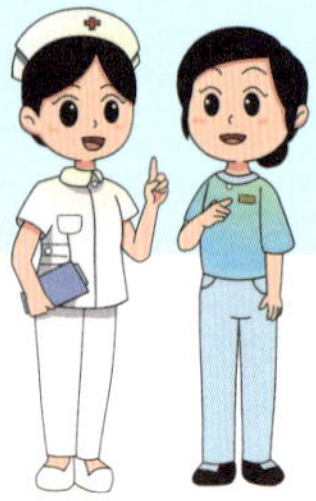

思考题

陈大姐的爱人突发脑出血，手术后 6 个月是康复的黄金时间，需住院进行康复治疗，但陈大姐需要工作赚钱支撑家庭的生活开支及支付医药费，没有时间长期在医院陪伴照顾。这时，陈大姐看到病区有关于医疗护理员服务机构的电话、服务内容、服务价格，但其不了解医疗护理员，不放心聘请，陷入了困境。如果您是医疗护理员，应该如何向患者家属介绍自己的职业？如何解决陈大姐的难题呢？

（伍勋、黄晓莲、冯光琴）

第二节　医疗护理员的发展历程

【学习目标】

（1）了解国外医疗护理员的发展历程。

（2）熟悉国内医疗护理员的管理要求。

医疗护理员这一职业，其发展历程可追溯至护理工作的早期萌芽阶段，随着社会的发展和人口结构的变化，逐渐走向明确化、规范化的发展道路。

一、国外医疗护理员的发展概况

在国外，住院患者的医疗护理工作大多由专业护士承担。然而，随着一些发达国家步入老龄化社会，养老护理的需求急剧上升。在此背景下，澳大利亚、日本、美国、德国、新西兰等国家高度重视养老护理员的准入门槛、专业培训及管理体系建设。例如，自 20 世纪 70 年代起，日本不仅在医疗机构和养老机构，甚至在社区服务领域，都涌现出大量专门从事老年护理工作的人员，即被称为“介护士”的养老护理员。介护士需经过国家或地方专门机构为期约两年的介护专业知识与技能培训，并须完成临床实践和严格的资格考试，方能获得从业资格。

日本的养老护理员之所以拥有较高的社会地位，这主要得益于他们出色的职业素养。而在美国，从事养老护理工作的职业者通常需具备学士及以上学位；在德国，养老护理员同样被视为“体面而快乐的上班族”，其工资收入处于中等偏上水平，与其他普通社会成员无异。

二、国内医疗护理员的发展概况

（一）早期阶段

在国内，早期的护理活动多以家庭式照顾为主，护士数量有限，且护理工作尚未形成专业化的体系。直至 20 世纪中叶，受弗洛伦斯·南丁格尔等人的影响，护理专业开始走向科学化的发展道路。

（二）职业化发展

进入20世纪50年代，全球多个国家开始实施护士岗位管理，护理人员的等级与职责得以明确。在中国，改革开放前，住院患者的生活护理主要由护士或家属负责，而病房的清洁及为患者提供日常服务等工作则多由“工友”承担。上海的护工行业起步较早，20世纪六七十年代，上海的一些医院病房内已出现专门的陪护人员，这些人员可视为护工的雏形。

改革开放初期，为调动医院及医务人员的积极性，政府允许医院将提供医疗服务获得的部分收入用于医院的建设发展和收入分配。在此背景下，医院的人力资源管理更加细化，加之护士人力资源的严重不足，部分医院的“工友”为增加经济收入开始兼职承担患者的生活护理工作。同时，一些进城务工人员也以“保姆”或“钟点工”的身份进入医院，为患者提供照护服务。这些在医院受雇于患者或患者家属，协助护士进行日常护理和陪护的从业人员，逐渐发展成为“护工”群体。

随着社会的不断发展、人口结构的巨大变化以及护士人力资源的持续短缺，“护工”作为护理服务链的必要补充，其需求日益增长。为此，各级政府加大了对护工的管理力度，将“护工”“陪护”统称为“护理员”，并对岗位职责、岗位要求、服务规范及收费价格等做出了明确规定。

（三）护工的出现与规范化

面对护士人力资源的短缺和护理需求的增长，护工作为护理服务链的重要补充，其重要性日益凸显。1997年，卫生部颁布通知，对护工的持证上岗、聘用及管理等相关事宜做出了初步规定。进入21世纪，北京、上海、福建等地进一步对护工公司的管理、社会保险及行业协会管理等方面进行了规范与制约。

（四）医疗护理员“新职业”的崛起

2019年，国家卫生健康委员会、财政部、人力资源和社会保障部、国家市场监管总局及国家中医药管理局五部委联合发布《关于加强医疗护理员培训和规范管理工作的通知》，明确了医疗护理员的定义、职责、条件、培训、聘用等相关管理规定。同年，人力资源和社会保障部办公厅与民政部办公厅共同颁布了《养老护理员国家职业技能标准（2019年版)》，将“养老护理员”列入国家职业技能标准目录，并制定了《医疗护理员培训大纲（试行）》，根据不同服务对象的特点提出了相应的培训要求。

2024 年 2 月，人力资源和社会保障部与国家卫生健康委员会共同发布了《关于颁布医疗护理员国家职业标准的通知》(人社厅发〔2024〕21 号)，正式颁布了《医疗护理员国家职业标准（2024 年版)》。该标准以“职业活动为导向、职业技能为核心”为指导思想，对从业人员的职业活动内容进行了规范细致的描述，并对各等级从业者的技能水平和理论知识水平做出了明确规定。这一标准的颁布标志着我国医疗护理员职业的发展迈入了新的阶段。

三、医疗护理员的发展趋势

在未来，医疗护理员的职业发展将展现出以下趋势：

1. 专业化：随着医疗技术的快速发展和医疗服务需求的持续增长，医疗护理员需掌握更为精湛的专业知识和技能，以满足患者的多元化需求。

2. 规范化：为确保医疗护理员的服务质量和安全性，需构建更为健全的规范化管理制度和培训体系，为行业的健康发展提供有力保障。

3. 信息化：信息技术的飞速发展要求医疗护理员具备一定的信息技术应用能力，以便更有效地与医疗机构和患者进行沟通与协作，提升服务效率和质量。

4. 人性化：在提供医疗护理服务时，医疗护理员需注重人性化关怀，关注患者的身心健康和生活质量，为患者带来更加全面、细致的服务体验。

四、国家对医疗护理员的支持政策

近年来，国家通过一系列政策和措施积极推动医疗护理员行业的发展，旨在提升其专业水平，增强职业吸引力，更好地满足人民群众的健康服务需求，并促进健康服务业的繁荣发展。具体措施包括：

1. 职业标准制定：国家颁布了《医疗护理员国家职业标准（2024 年版)》，为从业者提供了明确的行为规范，引导职业教育培训的方向，并为职业技能评价提供了可靠依据。

2. 职业培训与认证：鼓励医疗护理员参与专业技能培训，通过考核后可获得相应的职业技能等级证书，从而提升其专业素养和社会地位。

3. 职称评定与晋升机制：建立健全的职业发展支持体系，设立职称评定制度，为医疗护理员提供更多的职业发展机会和晋升空间。

4. 工资与福利待遇提升：通过合理调整工资薪酬结构、建立绩效考核和激励机制等措施，提高医疗护理员的工资水平和福利待遇，确保其劳有所得。

5. 护理服务模式创新：推动“互联网＋护理服务”试点工作，将护理服务延伸至社区和居家，为患者提供便捷、专业的医疗护理服务。

6. 老年医疗护理发展：加快发展老年医疗护理服务，增加老年护理服务机构和床位数量，强化人员培养培训，以适应老龄社会的需求。

7. 护理信息化建设：充分利用云计算、大数据等信息化技术，加强护理信息化建设，优化护理服务流程，提高工作效率和服务质量。

8. 加强培训与规范管理：发布《关于加强医疗护理员培训和规范管理工作的通知》，明确医疗护理员的定义、培训对象、培训管理、聘用规范、工作职责及管理体系等方面的要求，以提升服务质量，保障医疗安全。

医疗护理员的发展历程是医疗服务体系演变和社会需求变化的生动写照。随着医疗服务体系的不断完善和医疗技术的持续进步，医疗护理员的职业地位和作用将得到进一步的提升和发展。

小贴士

医疗护理员职业发展展望

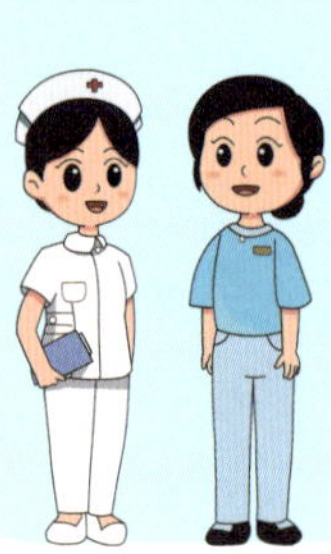

医疗护理员服务于人的生老病死全过程，在患者疾病急性期、慢性期以及临终期的各个阶段发挥重要的作用。各医疗机构需不断加快推进护理服务业的改革与发展，增加护理服务供给，有利于精准对接新时代人民群众多样化、差异化的健康需求。尽快落实医疗护理员统一管理要求；规范落实医疗护理员培训要求；完善医疗护理员职业认证。

思考题

您认为医疗护理员未来的发展趋势有哪些？

（黄晓莲、曾春香、韦海红）

第三节　医疗护理员相关国家政策

【学习目标】

（1）了解国家政策对医疗护理员的要求。

（2）了解国家政策中对医疗护理员有何利好政策。

如何解决养老之忧，让患者得到充分照料，是关乎每个家庭的现实问题。长期以来，我国护士资源匮乏的问题日益凸显，普通病房患者的日常护理多依赖于家属或自聘护工。同时，护工培训缺乏统一标准、护理能力参差不齐、市场化护工费用高昂等问题依然严峻。为加快构建医疗护理员制度，我国已出台一系列政策，旨在通过定期培训、服务质量监督考核等措施，规范医疗护理员行为，优化医疗护理人力结构。

一、《医疗护理员国家职业标准（2024年版）》政策解读

为深入推进健康中国战略，积极应对人口老龄化挑战，2024年2月，人力资源和社会保障部办公厅与国家卫生健康委员会办公厅联合发布了《医疗护理员国家职业标准（2024年版）》。该标准对医疗护理员的服务对象范围、职业边界要求、技术等级及最低学历要求等进行了明确规定。

（一）服务对象界定

在《医疗护理员国家职业标准（2024年版）》出台前，医疗护理员的服务对象主要包括患者、老年人、孕产妇及新生儿等。《医疗护理员国家职业标准（2024年版）》发布后，其服务对象更加聚焦于患者和老年人，以满足这两大群体的特殊护理需求。

（二）职业边界与技能要求

《医疗护理员国家职业标准（2024年版）》涵盖了198项操作技能，这些技能主要基于《居家、社区老年医疗护理员服务标准》和《关于加强医疗护理员培训和规范管理工作的通知》中的技能分级与内容演化而来，并结合从业人员

能力水平进行了补充。具体技能要求如下：

1. 基本生活照料：协助患者完成日常活动，如翻身、洗浴、穿衣、进食、移动及如厕等，确保个人卫生与舒适。

2. 病情观察：虽不具备专业医疗诊断能力，但需留意并记录患者体温、血压、心率等基本生命体征变化，以及患者精神状态与身体状况，及时向医护人员报告异常情况。

3. 协助医疗操作：在护士或医生指导下，协助进行非侵入性医疗操作，如更换敷料、协助服药、使用医疗设备（血压计、血糖仪等）。

4. 情感支持与沟通：为患者及家属提供心理安慰与支持，倾听患者需求，促进医患沟通，缓解患者焦虑与恐惧。

5. 环境维护：保持患者居住或治疗环境的清洁、整洁与安全，预防院内感染。

6. 康复辅助：根据康复师指导，协助患者进行基本的康复训练与锻炼，促进功能恢复。

值得注意的是，医疗护理员需明确自身与注册护士、医生等专业医疗人员的职责界限，避免进行超越执业范围的医疗行为，如开具处方、进行医疗诊断或执行复杂医疗程序。

（三）技能等级分级

在《医疗护理员国家职业标准（2024年版）》中，等级性原则得到了充分体现。该标准以技能复杂程度为主要划分依据，结合活动范围、工作责任以及工作难度，将医疗护理员职业细分为五个职业技能等级。具体而言：低级别（如初、中级工）的技能要求更侧重于基础性的“动手”能力，如日常清洁、饮食照料、生命体征测量、消毒处理以及患者移动等；高级别（如高级工、技师、高级技师）则更加注重“动脑”能力的发展，包括应急处理、心理支持、康复锻炼指导、护理团队管理以及新入职护理员的培训等。从《医疗护理员国家职业标准（2024年版）》中的“权重表”可以清晰看出，随着技能等级的提升，“动脑”能力的比重逐渐增加，而“动手”能力的比重则相应减少，呈现出一种技能与职责逐步升级的趋势。

（四）入职一般最低学历要求

在九年义务教育全面普及的当下，《医疗护理员国家职业标准（2024年版)》对从业人员的“普通受教育程度”进行了明确规定，即医疗护理员入职的最低学历要求为“初中毕业”。这一规定旨在确保从业人员具备基本的文化素养和学习能力，为后续的职业培训与发展奠定坚实基础。

二、《关于加强医疗护理员培训和规范管理工作的通知》解说

2019 年，国家卫生健康委员会、人力资源和社会保障部等五部门联合发布了《关于加强医疗护理员培训和规范管理工作的通知》(国卫医发〔2019〕49 号)，强调了加强医疗护理员培训和规范管理工作的重要性，并提出了具体的工作要求。

1. 培训与管理。政策要求规范医疗护理员的培训，确保他们具备必要的基础医疗知识和生活照护技能。同时，加强对医疗护理员的管理，确保其按照规范提供服务。

2. 服务对象。医疗护理员的服务对象广泛，涵盖了老年人、孕产妇、婴幼儿以及各类患者等亟须生活照料与医学护理的群体。

3. 职业功能。医疗护理员的职业功能包括生活照护、辅助活动、心理辅导等。他们需要在医务人员的指导下，为服务对象提供全方位、高质量的护理服务。

4. 技能等级。根据《医疗护理员国家职业标准（2024 年版)》，医疗护理员职业分为五个技能等级，从初级工至高级技师依次递进。每个等级均设有明确的培训与评价标准，以确保医疗护理员的专业技能与职业素养能够持续提升。

5. 国家政策支持与保障。该通知还深入阐述了国家对医疗护理员培训和规范管理工作的支持与保障措施。一是政策引导。政府通过出台相关政策文件，引导医疗机构和社会力量加强对医疗护理员的培训和管理工作。二是资金扶持。政府可以设立专项基金，资助医院建设和推广无陪护病房等医疗护理服务，降低患者和家庭的负担。三是社会宣传。通过宣传和教育，提高社会大众对医疗护理员的认识和接受度，推动护理服务行业的普及和发展。

三、《加强医疗护理员培训和规范管理试点方案》解读

《加强医疗护理员培训和规范管理试点方案》(以下简称《广西试点方案》)，是广西壮族自治区人民政府于 2024 年初批准实施的一项重要政策。该方案由自治区人力资源和社会保障厅、自治区卫生健康委员会、自治区财政厅、自治区市场监督管理局、自治区中医药管理局五部门联合印发，旨在通过试点探

索，加强医疗护理员的培训和规范管理工作。

医疗护理员理解、掌握并运用好国家政策和《广西试点方案》，有利于了解政府对服务、技能、收费、管理等与切身利益息息相关的相关规定，为自身争取最大的保障和经济利益。

（一）如何从政策上理解“医疗护理员”

《广西试点方案》重新界定了医疗护理员的身份与职责。方案明确指出，医疗护理员不属于医疗机构卫生专业技术人员，而是医疗辅助服务人员，主要从事辅助护理和生活照护工作。同时，方案强调了医疗护理员不得从事医疗、诊疗、护理等医疗技术工作，要求其在工作中注意识别并避免越界行为。

（二）《广西试点方案》“654321”的工作思路

方案提出了“六个统一”的规范管理要求，即统一登记、统一培训、统一评价、统一着装、统一标识、统一管理。同时，逐步建立健全护理服务供给、医疗护理员管理、技能培训评价、护理服务业促进、风险防控等“五个体系”。深化医疗护理员职业化、专业化、标准化、规范化的“四化建设”，推动实现省事、省心、省力的“三省服务”。坚持不额外增加患者经济负担、不降低从业人员收入的“二条底线”，并建立医疗护理员分级管理的“一套机制”。

（三）《广西试点方案》的目标

1. 医疗机构：鼓励医疗机构根据护理服务需求，选择合格的医疗护理员服务机构提供辅助护理服务。

2. 医疗护理员陪护服务机构：引导医疗护理员陪护服务机构使用经过培训并考核合格的医疗护理员。

3. 患者：保障患者自愿选择服务，确保服务模式公开透明，服务项目明码标价，服务质量实行星级评定。

4. 经济：实现既不增加患者经济负担，也不增加财政负担，同时保障从业人员收入不降低的目标。

（四）《广西试点方案》的具体要求与时间表

试点工作自 2024 年 3 月启动，计划于 2024 年底前形成可复制、可推广的试点经验，并在全区稳步推广。到 2025 年底和 2026 年底，分别在全区县级以上医疗机构的覆盖面在 50% 和 80% 以上。

（五）医疗护理员的培训与考核

《广西试点方案》强调，政府部门将完善政策支持，强化技能培训，加强行业监管，推动多方共同参与医疗护理员的培训与考核工作。人力资源社会保障部门、卫生健康主管部门、中医药主管部门将指导医疗机构和医疗护理员服务机构，对在岗医疗护理员进行摸排，并组织专项职业能力考核。同时，鼓励灵活就业人员参加考核，获取病患陪护专项职业能力证书，并逐步纳入医疗护理员服务机构进行培训和管理。

2024 年 3 月 1 日，自治区人民政府在南宁召开了加强医疗护理员培训和规范管理工作动员部署会，会上为首批获得病患陪护专项职业能力证书的医疗护理员代表颁发了证书。这一举措不仅加强了医疗护理员对陪护服务知识的了解，提升了其服务质量，还为其在就业市场中赢得了专业认证，拓宽了就业渠道。

病患陪护专项职业能力证书的颁发与人力资源和社会保障部将“医疗护理员”纳入国家承认的新职业相呼应，形成了从国家到地方、从灵活就业到认证就业的良性闭环。这一转变不仅规范了就业环境，还使医疗护理员在就业市场中获得了“专业化”的认证，为其职业发展奠定了坚实基础。

小贴士

国家标准层面的医疗护理员利好政策

国家卫生健康委员会等五部门在 2019 年就发布了《关于加强医疗护理员培训和规范管理有关工作的通知》，用于指导各地按照《医疗护理员培训大纲》加快培养医疗护理员，提升其从业技能，提高服务质量，扩大社会就业。在医疗护理员的培训文件当中，一方面明确了对医疗护理员的培训内容；另一方面，很重要的一点，这个文件由国家卫生健康委员会同财政部、人力资源和社会保障部以及国家市场监管总局联合印发。人力资源和社会保障部、财政部在扩大就业提供补贴方面是有政策的，同时国家市场监管总局会对服务机构进行监管，保证医疗护理员的基本权益。

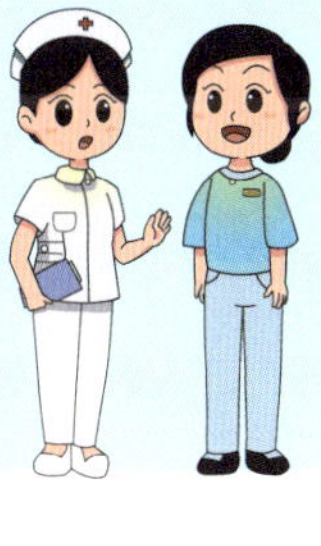

思考题

相关政策在推动护理服务行业发展方面取得了显著成效，但仍面临一些挑战，如观念转变困难、费用问题以及护理员短缺等。您认为国家给予了哪些政策以应对这些挑战呢？

（黄晓莲、曾春香、郑昕）

第四节　新兴职业的挑战与机遇

【学习目标】

（1）了解医疗护理员的社会需求。

（2）熟悉医疗护理员行业面临的挑战和机遇。

随着医疗照护服务需求的日益多元化，医疗护理员的角色变得愈发重要。他们不仅是患者康复治疗过程中的重要陪伴者，更是健康服务链中不可或缺的一环，在未来社会发展中将占据更为关键的地位。

一、医疗护理员行业面临的挑战

随着我国人口老龄化步伐的加快，慢性病患者、失能群体及空巢老人数量持续攀升，住院陪护难题愈发凸显。加速医疗护理员职业化进程，构建无陪护服务体系，以缓解“一人住院、全家受累”的困境已成为社会的迫切需求。然而当前医疗护理员行业仍面临诸多挑战：

1. 行业规范与标准空白：医疗护理员服务行业缺乏统一的行业规范与标准，导致服务水平参差不齐，行业乱象频发。

2. 专业人才匮乏：医疗护理员服务领域专业护理人才供应不足，加之培训与招聘成本高昂，如何吸引和培养更多的高素质护理人才成为亟待解决的问题。

3. 市场监管不力：市场缺乏有效的监管机制，致使医疗护理员服务质量难以保障，同行间无序竞争与恶意操作现象日益严重。

4. 服务流程不规范：医疗护理员服务工作流程尚不规范，存在诸多风险漏洞，价格体系亦缺乏统一标准，服务过程中涉及的风险责任界定不明。

5. 信息发布渠道混杂：医疗护理员服务信息发布渠道多样，客户在网络上寻找服务时难以鉴别真伪，一定程度上扰乱了行业秩序。

6. 医疗隐私保护难题：医疗护理员在护理过程中可能接触敏感医疗信息，

一旦泄露将对服务对象造成严重伤害，对此尚无明确的相关规定。

7. 责任划分争议：若服务对象在护理过程中发生意外，则会涉及责任划分问题，特别是医疗护理员能否担任服务对象临时监护人，以及监护期间的法律责任如何界定，均存在诸多疑问。

8. 收费标准与质量衡量缺失：医疗护理员的收费与服务质量缺乏明确标准，一旦发生纠纷，难以判定责任归属。

9. 成本压力增大：医疗护理员服务机构需面对人员、设备设施及运营等多方面的成本压力，特别是在服务质量要求提升的背景下，如何有效控制成本、提高服务效率成为挑战。

二、医疗护理员的广阔机遇和前景

1. 政策导向下的广阔发展空间：近年来，国家持续加大对养老护理、社区医疗、居家护理等领域的政策支持力度，明确提出要大力规范和发展医疗护理服务业。这一政策导向为医疗护理员的职业发展提供了前所未有的广阔空间，为其创造了良好的发展机遇和丰富的就业平台。

2. 市场需求持续增长：随着人民生活水平的不断提升，民众对高质量、个性化的医疗护理服务需求日益增强，特别是在慢性病管理、老年照护等领域，医疗护理员已成为市场上备受追捧的职业之一。

3. 职业教育与技能培训体系的完善：随着越来越多的教育机构开始设立医疗护理相关专业课程，并提供从初级到高级的系统化培训，医疗护理员的职业晋升路径变得更加清晰。这不仅有助于医疗护理员在临床实践中不断提升技能，还为他们通过继续教育实现职业生涯的进一步发展开辟了道路。

4. 医护比例失调与人才缺口：我国医护比例严重失衡，医院护理岗位人才短缺，尤其是高学历的护理人才。国家卫生健康委员会对医疗护理从业人员的要求日益规范，专业的医疗护理服务已成为刚性需求。因此，具备专业性医护知识的护理人才仍存在较大缺口。未来，医疗护理员需实行统一管理，以提高服务质量和队伍稳定性，同时需规范落实医疗护理员培训要求，提升其职业技能和素质，完善职业认证体系，进而提升其社会地位，不断扩大高质量医疗护理员队伍。

从当前我国的基本情况来看，未来五年医疗护理员市场需求量预计超过

500 万人。医疗护理员这一新职业主要面向老年人、孕产妇、婴幼儿和患者，提供生活照料、预防保健、营养改善、康复护理、心理慰藉等服务，在市场上极具竞争力。这一职业为破解家政服务行业结构性矛盾、化解“有老有小”家庭健康照护难题带来了希望，现已成为新兴热门职业，医疗护理员市场需求量和从业数量将呈现井喷式增长。

综上所述，从服务群体、经济收入支撑、人才供给现状等角度来看，医疗护理员市场需求巨大，其发展前景无比光明。在新的历史时期，医疗护理员将以更专业的技能、更饱满的热情投身于守护生命健康的事业中，为构建健康中国贡献自己的力量。我们也期待更多有志之士能够加入这个充满爱与责任的行业，共同绘制出一幅璀璨的医疗护理事业发展蓝图。

小贴士

从社会层面解读医疗护理员队伍的重要性

传统意义上对护理的理解都是指护士在医院里给患者提供的护理服务。进入老龄化社会后，护理服务无论是在外延还是内涵上都有了很大程度的丰富，不再局限于对住院患者的服务，而是延伸到了社会上的其他人群，如老年人、残疾人。二孩政策出台后，新妈妈、准妈妈以及刚出生的婴儿的照护需求剧增，而未经规范培训的月嫂和育儿嫂因缺乏相关护理知识容易给照护对象造成不良后果，因此大力发展专业化的医疗护理员队伍成为社会的强烈需求。

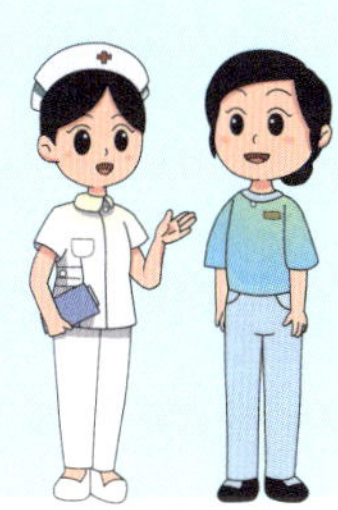

思考题

滨滨大姐今年 48 岁，初中文化水平，做过家政阿姨，性格开朗、待人友善，现欲转行做医疗护理员，但是她的丈夫认为医疗护理员就是给患者服务的低级护理人员。请问如果您是滨滨大姐，应该如何说服家人认可自己的选择？

（黄晓莲、梁海珍、莫选）

第二章
医疗护理员成长地图：职责与规范

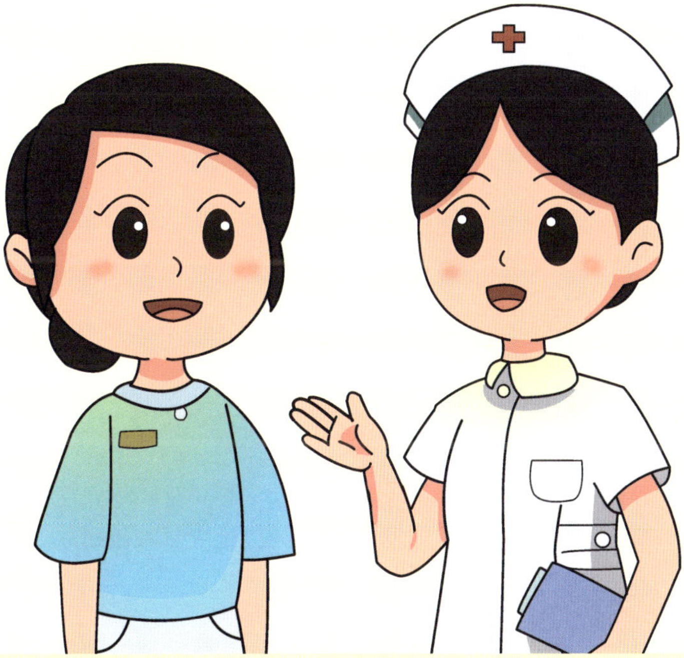

扫码获取更多资源

第一节　医疗护理员的资质要求

【学习目标】

（1）了解成为专业医疗护理员的基本条件。

（2）熟悉医疗护理员需掌握的专业护理知识及技能要求。

随着我国社会经济的快速发展与人民生活水平的持续提升，医疗卫生事业取得了显著进步，人民群众对健康服务的需求也随之日益增长。在此背景下，医疗护理员作为医疗辅助服务团队中的重要成员，其作用愈发凸显。他们主要负责协助医护人员，为患者提供全面的日常生活照护服务，是医疗服务团队不可或缺的力量。为确保医疗护理员具备扎实的专业知识和技能，进而提升护理服务质量，相关规定对此提出了基本的要求，现阐述如下。

一、基本条件

1. 性别与年龄：医疗护理员岗位不受性别限制，应聘者须年满 16 周岁，身体健康。

2. 学历背景：应聘者应具有初中及以上学历。对于具有丰富护理经验的候选人，可适当放宽学历要求。

3. 职业态度：具备良好的职业道德，责任心强，尊重患者，珍视生命，勇于担当，积极进取，致力于为患者提供优质的护理服务。

4. 培训经历：须参加医疗护理员专业培训，并通过考核获得相应的培训合格证明。掌握基本的医疗护理知识和技能，能够协助护士完成患者的治疗和护理工作。

二、专业知识

1. 医学基础：了解基础医学知识，熟悉护理学的基本理论、原则和方法，包括但不限于病情观察、患者照护、护理技术等。

2. 药物知识：掌握临床常用药物的名称、作用、用法及可能会产生的不良反应，确保用药安全。

3. 急救技能：熟悉心肺复苏、止血、包扎、搬运等急救技能，能够在紧急情况下辅助医护人员进行急救。

三、技能要求

1. 基础照护：熟练掌握患者生活照护技能，如饮食、沐浴、翻身、按摩等，确保患者生活质量。

2. 专科护理：根据患者病情，掌握相应的专科护理技能，如导管观察、皮肤护理、口腔护理等，为患者提供专业护理。

3. 康复照护：了解康复护理的基本原则和方法，积极参与患者的康复训练，促进患者康复。

4. 心理照护：具备一定的心理护理知识，能够协助医护人员识别和处理患者的心理问题，提供心理支持。

四、继续教育与培训

1. 持续学习：参加医疗护理员继续教育课程，不断提升专业素养和技能水平。

2. 专业培训：定期参加培训班或研讨会，学习最新的照护理念和照护技术，保持与行业的同步发展。

3. 行业动态：关注医疗卫生领域的发展动态，了解最新的研究成果和技术进展，为提升护理服务质量提供有力支持。

综上所述，专业的医疗护理员资质要求涵盖了基本条件、专业知识、技能要求和继续教育与培训等多个方面。具备相应资质的医疗护理员能够为患者提供全面、优质、专业的护理服务，有效提升患者的生活质量。

小贴士

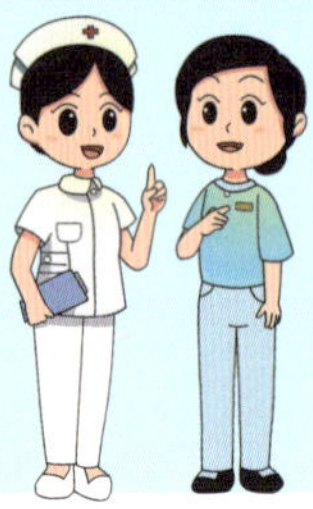

医疗护理员的培训方向

医疗护理员的培训分为理论培训和实践培训两部分。医疗护理员这一新兴职业主要面向老年人、孕产妇、婴幼儿和患者，提供生活照料、预防保健、营养改善、康复护理、心理慰藉等服务。

思考题

患者桂奶奶，91 岁，反复头晕 40 余年，最近因气促、乏力入院。患者保姆代诉患者精神欠佳，伴乏力，晚上出现气促，伴口唇发绀，遂立即送至医院急诊就诊，急诊以“慢性心力衰竭急性发作”收住院。保姆第一次照顾病情危重的桂奶奶感到不知所措，在看到对隔壁床的医疗护理员护理技术如此娴熟之后赞不绝口，于是也想成为专业的医疗护理员，您能告诉她如何才能成为一名合格的医疗护理员吗?

（吴强、肖玉华、冯光琴）

第二节　医疗护理员的岗位职责与服务内容

【学习目标】

（1）掌握医疗护理员的岗位职责。

（2）掌握医疗护理员的服务内容。

医疗护理员作为医疗机构中的一员，其工作直接关系到患者的治疗效果和身心健康。明确的岗位职责有助于医疗护理员明确工作内容、工作标准和职责范围，从而提高工作效率，保证服务质量。规范的行为准则是为了维护医疗秩序，确保医疗护理员在工作中遵循职业道德与行为规范，尊重患者权益，保障患者安全。因此，制定医疗护理员的岗位职责与服务内容，对于提升医疗服务质量、保障患者权益具有重要意义。

一、医疗护理员的岗位职责

1. 在医疗机构相关主管部门的领导下，负责患者的生活护理工作。

2. 自觉遵守国家的法律法规及医院的各项规章制度，服从工作分配，坚守工作岗位。

3. 自觉遵守照护规程，按照生活分级护理内容或个案护理内容规范服务。

4. 着装整洁、持证上岗，礼貌用语、文明服务。

5. 承担生活不能自理患者的生活照护和部分基础护理工作，包括进食、排泄、如厕、面部清洁、头部清洁、身体清洁、修剪指甲等。整理床旁桌及床单位，保持病室整洁干净。

6. 经常与患者交流沟通，熟悉所照顾患者的思想动态和健康状况，努力满足患者合理的需求。

7. 协助医务人员做好患者保健工作，了解常见疾病及照护要求，熟悉患者常见异常症状的识别，如发热、咳嗽、呕吐等。

8. 协助患者完成康复活动，如协助护士给予患者床上翻身、床上及床旁活动等。

9. 严密观察患者情况，发现异常及时向医务人员报告，避免意外事件发生。

10. 协助护士做好各项检查和手术的准备工作。

11. 尊重患者、爱护患者、保护患者隐私。

12. 积极参加医疗机构组织的学习和培训。

二、医疗护理员的服务内容

1. 生活照护：包括清洁照护，如协助照护对象进行面部清洁、手足清洁、洗头、洗澡、剪指甲、更换衣服等；饮食照护，如协助进食、进水、加热食物等；睡眠照护，如布置睡眠环境、促进睡眠等；排泄照护，如协助如厕、便后清洁等。

2. 基本照护：涉及观察与测量，比如记录大小便情况、测量身高体重、监测体温等；清洁消毒，包括手卫生、对物体表面清洁等；预防压力性损伤，如协助更换体位、使用减压措施等；移动照护，如协助进行床头转移、使用轮椅等。

3. 临床照护：包括冷热应用，如温水擦浴、保暖；标本采集，如留取尿常规标本；给药照护，如准备口服药物、按要求加热中药饮片等；应急救护，如预防坠床、发现风险报告、使用通信设备通报情况等。

4. 心理支持：包括情绪安抚，如倾听照护对象讲述、陪伴情绪低落者；临终关怀，如询问宗教信仰、特殊需要等。

5. 功能锻炼：进行被动锻炼，如叩背辅助排痰、手部锻炼、床上锻炼等；辅助主动锻炼，如记录日常生活完成情况、指导进行踝泵运动等。

医疗护理员的工作内容丰富多样，需要具备专业的技能和理论知识，以及良好的沟通能力和服务意识，以确保提供高质量的照护服务，促进患者康复。同时，医疗护理员也需要不断学习、提升自己的能力，为自己的职业生涯发展奠定基础。

小贴士

医疗护理员工作注意事项

1. 工作中需穿戴整洁的工作服、口罩、帽子和手套，保持个人卫生。
2. 严格执行消毒管理制度，做好物品管理及清洁、消毒工作。
3. 掌握患者病情，了解患者需求，提供个性化的护理服务。
4. 注意工作安全，预防职业暴露，确保自身和患者的安全。
5. 工作中遇到问题应及时与医护人员沟通，寻求帮助。
6. 保护患者的合法权利，提供高质量服务。

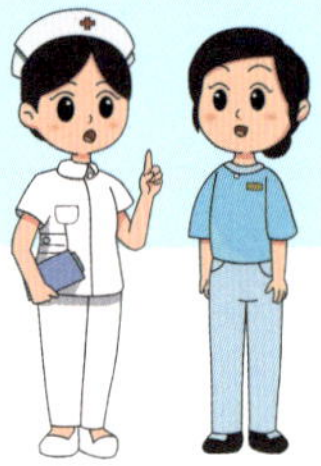

思考题

患者张奶奶，91 岁，反复头晕 40 余年，最近因气促、乏力入院。患者家属代诉患者精神欠佳，伴乏力，晚上出现气促，伴口唇发绀，遂立即送至医院急诊就诊，急诊以“慢性心力衰竭急性发作”收住院。患者家属因工作繁忙，无力照顾，需请医疗护理员。如果您是专业的医疗护理员，您需要为患者提供的服务内容主要有哪些？

（吴强、肖玉华、蒋裕娟）

第三节　医疗护理员的职业道德与行为规范

【学习目标】

（1）掌握医疗护理员的职业道德、行为规范等相关内容。

（2）了解医疗护理员应如何遵守职业道德、行为规范。

医疗护理员的职业道德与行为规范是确保其服务品质、维护患者权益及推动医疗护理行业健康发展的核心要素。

一、职业道德

医疗护理员的职业道德是指其在专业活动中应恪守的道德规范，是护理工作的根本，也是赢得患者及社会各界信任的重要因素。

1. 尊重患者：医疗护理员应始终将患者的健康和福祉放在首位，以高度的责任心和使命感履行职责。尊重患者的生命权、健康权、隐私权等合法权益，为患者提供全面、细致、贴心的照护服务。

2. 专业能力：对待工作一丝不苟，追求卓越，不断提升自己的专业知识和技能，以便为患者提供更加专业、高效的照护服务。

3. 责任心：对患者的护理工作负责，确保各项照护措施准确实施。

4. 热情服务：对待患者要充满热情和耐心，主动关心患者的身心需求，积极回应患者的合理诉求。通过真诚的沟通与交流，与患者建立良好的关系，增强患者的信任感和安全感。

5. 团队合作：与医疗团队的其他成员保持良好的沟通与合作，相互尊重、相互支持、相互学习，共同为患者提供优质的医疗服务。

6. 遵守法律：遵守医疗相关的法律法规，在工作中保持高度的职业敏感性和自律性，对患者的隐私和敏感信息严格保密，确保护理工作的合法性。

7. 诚实守信：在工作中保持诚实，不隐瞒患者病情，不夸大治疗效果。坚守医德底线，不利用职务之便牟取私利或损害患者利益，不因个人偏好或利益影响医疗秩序。

二、行为规范

行为规范是指在特定的社会环境或组织中，为确保成员行为符合一定的道德标准、法律要求及组织目标而制定的一系列行为标准。对于医疗护理员而言，具体包括以下几个方面：

1. 忠于职守，热爱本职：医疗护理员应热爱本职工作，全心全意为患者服务。无论面临何种困难，都应勤勉尽责，认真细致地照顾患者，确保患者得到最佳的护理。

2. 平等对待，满腔热忱：医疗护理员应对所有服务对象一视同仁，尊重其人格与权利。无论患者的性别、年龄、民族或社会地位如何，都应平等对待，积极回应其需求，用和善的语言和实际行动助其康复。

3. 文明礼貌，优质服务：医疗护理员在服务过程中应始终保持文明礼貌，举止端庄，语言文明，态度和蔼。与患者建立良好关系，使患者产生信任感和安全感，保持愉快的精神状态。

4. 遵纪守法，廉洁奉公：医疗护理员应严格遵守法律法规，不利用职务之便谋取私利，不损害国家和集体利益；坚决拒绝患者的财物或赠礼，保持廉洁自律。

5. 保守秘密，尊重隐私：医疗护理员有责任为患者保守秘密，不泄露其隐私及家庭生活情况。这是尊重患者人格的重要体现，也是医疗护理员职业道德的重要组成部分。

6. 团结协作，互帮互助：医疗护理员应相互学习、相互尊重，正确处理同事、同行之间的关系。在工作中主动协作，共同为患者提供优质的医疗服务。

7. 掌握技术，精益求精：医疗护理员应刻苦学习护理知识，苦练陪护技术，以科学的知识、精湛的技术、周到的服务、谨慎的操作提供高质量的护理服务。

8. 严谨求实，积极向上：医疗护理员在工作中应严格要求自己，谨言慎行，实事求是。对患者精心护理，细心观察，不弄虚作假。在学习上不断进取，敢于挑战困难，提升自我。

医疗护理员的职业道德与行为规范是确保其服务质量、维护患者权益、促进医疗护理行业健康发展的重要基石。每位医疗护理员都应自觉遵守这些规范和准则，以高度的责任心和使命感为患者提供更加优质、高效的护理服务。

小贴士

医疗护理员行为规范口诀

遵纪守法，依规从业。
爱岗敬业，忠于职守。
团结协作，主动配合。
尊重患者，关爱生命。
严谨求实，遵守规程。
优质服务，人际和谐。

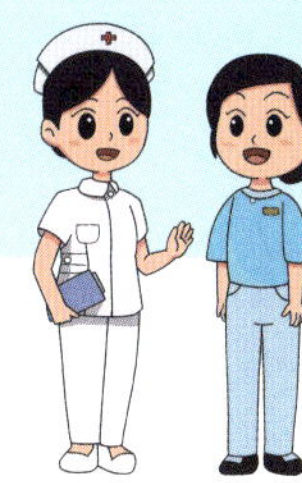

思考题

患者桂奶奶因脑梗死导致右侧肢体偏瘫入住康复医院，医疗护理员滨滨在桂奶奶做康复治疗时，将其治疗的视频发布在微信朋友圈。您认为该医疗护理员的行为是正确的吗？如果不正确，请说明原因。

（薛兰芳、蒋裕娟、周胡丽）

第四节　医疗护理员的职业礼仪

【学习目标】

（1）了解职业礼仪的定义。

（2）熟悉医疗护理员职业礼仪的具体内容。

（3）掌握一定的沟通技巧与方法。

仪容仪态作为个人素质和修养的外在表现，直接反映了一个人的精神风貌。医疗护理员举止端庄、语言文明、服饰整洁得体，能够给患者及其家属留下深刻而良好的第一印象，这是建立信任、构建和谐医患关系的基石。规范的职业礼仪不仅彰显了医疗护理员的专业素养，还极大地提升了自身在患者及其家属心中的形象，从而获得信任。

一、职业礼仪的定义

职业礼仪，是指在特定职业环境中必须遵循的一系列行为规范和社交准则。它涵盖了着装、言谈举止、沟通交流等多个方面，不仅关乎个人的职业发展，更对整个组织的文化氛围和外在形象产生深远影响。对于医疗护理员而言，职业礼仪是展现其职业修养和文明素质的重要窗口，同时也是行业风貌和整体形象的直观体现。

二、医疗护理员的基本礼仪要求

（一）仪容仪表的规范

1. 着装要求：医疗护理员应穿着得体、洁净、大方的衣物。在工作期间，需统一穿着工作服，并佩戴工作牌。衣帽、裙下摆及裤子不得露出工作服之外，同时需穿着工作鞋，保持鞋面清洁，避免穿着拖鞋或响底鞋，鞋跟高度适中。此外，应避免穿着深色袜裤，整体服饰颜色需协调，衣物被污染时应及时更换。

2. 妆容与发型：提倡医疗护理员淡妆上岗，保持精神饱满、情绪稳定乐观，以微笑服务患者。头发应保持整洁，长发应使用发网或盘起，短发不得过肩，前发不得披散在前额，且禁止染过于夸张的颜色。

3. 手部卫生：医疗护理员应时刻保持手部洁净，不留长指甲、不染指甲。在工作期间，不得佩戴耳环、戒指、手镯等饰品，以确保操作的专业性和安全性。

（二）行为举止规范

医疗护理员的行为举止是其职业素养的直接体现，良好的行为举止能够增强患者的信任感和舒适度。以下是对医疗护理员行为举止的具体要求：

1. 工作期间的举止规范。

（1）应举止端庄，谈吐文明，态度和蔼。动作应以轻、稳为宜，做到“四轻”：说话轻、走路轻、操作轻、关门轻。

（2）如有咳嗽、打喷嚏、流涕等生理现象，需转向一旁，避免直接面向患者或家属，以减少对他们的干扰。

（3）注意个人卫生，定时洗澡、洗头、修剪指甲，保持衣物鞋袜的整洁和口腔的清洁。

（4）严禁在工作时间内于患者面前进行修剪指甲、抠鼻子、挖耳等不雅行为，也不可出现跷二郎腿和抖腿等不雅坐姿。

（5）工作中应始终保持乐观情绪，面带微笑，以积极的态度面对患者和家属。

2. 站、坐、行的姿态要求。

（1）站立时：应挺胸、收腹、下颌内收，两眼平视，两腿靠拢，双手自然下垂或在体前交叉，展现出良好的职业形象。

（2）坐立时：上身应端正挺直，两肩放松，下颌内收，颈挺直，胸部挺起，使背部和大腿成一直角。双膝并拢，双手自然放在双膝上或椅子扶手上。谈话时可以侧坐，保持上身与脚同时向一侧倾斜，双膝靠拢后收。

（3）行走时：应抬头、脖子挺直、开肩挺胸，目光平视前方，双臂自然摆动，步伐稳健而轻盈。避免出现拖沓或急促的步态，保持步伐的节奏感。

3. 工作环境中的行为规范。

（1）不得袖手、背手或将手插在衣袋里，也不得扎堆聊天、嬉笑打闹、搭肩或在公共区域吃东西。

（2）应保持工作区域的整洁和安静，为患者创造一个良好的治疗和休息环境。

（3）参加学习、集会时，应按规定时间到会，遵守会场秩序，保持良好的坐姿，不开小会，不随意讲话。

（4）工作时间内，应坚守岗位，不得脱岗、无故请假或从事与工作无关的活动。

（三）沟通礼仪

语言是交流思想、增进理解的桥梁，恰当的语言在医疗护理服务中尤为重要。医疗护理员需掌握并运用以下沟通礼仪，以提供更为贴心、专业的服务。

1. 基本要求。

（1）在工作时间、参加学习及集会时，提倡使用普通话，确保沟通无障碍。

（2）语气应亲切自然，声调清晰柔和，多用升调，展现出真诚与关怀。

（3）态度自然诚恳，表现出专业风范，音量适中，以患者 / 家属能清晰倾听为宜。

（4）语速适中，可根据患者 / 家属的需求适当调整，如面对年长老人可适当放慢语速。

2. 基本用语。使用文明礼貌用语，避免与患者发生争执，耐心诚恳地提供保护性照护。提出请求时，“请”字当先；获得帮助时，及时致谢；打扰他人时，诚心道歉；首问负责，及时解答患者疑问。

（1）礼貌称谓。对老人可使用大爷（大伯）、大娘（大婶）、爷爷、奶奶等尊称，以示尊重。

（2）接待用语。

①陌生来访：主动起身迎接，使用敬语询问来意，并提供必要的帮助。

②咨询人员：自我介绍并耐心解答疑问，或引导其熟悉环境。

③领导接待：礼貌问候，展现职业素养。

④同事之间：询问对方需求，保持友好沟通。

（3）日常沟通用语。

①问候语：根据时间问候对方，询问其身体状况，表达关心。

②介绍用语：自我介绍并告知患者如何联系自己，提供陪伴与照护。

③入住接待：热情迎接新入住患者，引导其熟悉环境，表达关心之情，提供照护。

④家属沟通：详细介绍照护等级及评定结果，耐心解答疑问，感谢理解与配合。

3. 日常事件沟通用语。

（1）对于不清楚的问题，及时告知对方并了解清楚后再回复。

（2）对反映的情况表示重视，并承诺尽快了解清楚后答复。

（3）征求对方意见，对提出的建议表示感谢并承诺改进。

（4）在进行护理操作时，使用温柔的语言引导患者配合，如翻身、换药、测量血压等。

4. 电话沟通礼仪。

（1）及时接听电话，文明应答，认真倾听并记录对方需求。

（2）声音亲切，语调温和，保持微笑以传递友好与关怀。

（3）礼貌地告知对方身份及所在位置，如需转接则及时通知相关人员接听。

（4）如对方打错电话，礼貌告知并感谢其来电。

小贴士

医疗护理员服务用语口诀

●十字：

您好、请、谢谢、对不起、再见。

●六点：

说话轻一点、微笑多一点、态度好一点、脾气小一点、理由少一点、工作细一点。

●七声：

欢迎声、问候声、敬语声、致谢声、道歉声、回答声、送客声。

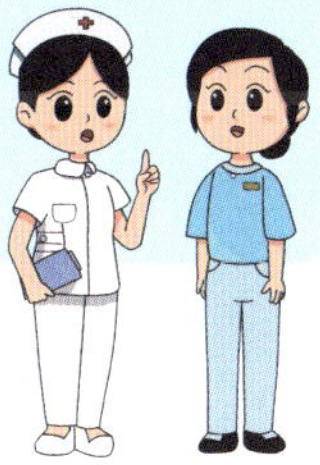

（四）电梯礼仪

电梯作为现代建筑中不可或缺的交通工具，其使用礼仪不仅关乎个人形象，更体现了对他人的尊重。以下是医疗护理员在电梯使用中的礼仪规范：

1. 先出后进原则。

（1）在出入电梯时，应遵守先出后进的原则，确保电梯内的乘客能够顺畅地进出。

（2）如有紧急救治任务，应优先让医务人员使用电梯，以确保患者得到及时救治。

（3）当有轮椅或平车需要进入电梯时，应听取电梯工作人员的指挥，有序、平稳地推入，并注意不要撞到他人。

（4）如有长辈同行，应请其先进先出，以体现尊老敬老的传统美德。

（5）先上电梯的人应靠后靠里站，以免妨碍后来者进出电梯，保持电梯内的通畅。

2. 无人控制电梯的使用。

（1）在使用无人控制的电梯时，应先进入电梯并控制好开关按钮。

（2）电梯开门状态一般有时间限制（如 30 秒或 45 秒），若上电梯的人较多，应控制好开关按钮，让电梯门保持较长时间的开启状态，以便后来者能够顺利进入。

（3）避免因个人原因而长时间占用电梯，影响他人使用。

3. 遇见上司及同事的礼仪。

（1）在电梯内遇见上司及同事时，应保持适度的热情，礼貌地道声“您好！”即可。

（2）避免在电梯内进行过多的交谈，以免打扰他人或造成电梯内的拥挤。

（五）隐私礼仪

在医疗护理工作中，保护患者隐私是每位医疗护理员的基本职责。以下是关于隐私礼仪的具体要求：

1. 在照护过程中，应严格遵守医疗保密原则，不随意谈论患者的病情、生活、家庭、经济情况等敏感信息。

2. 在护理工作中，如需使用患者的私人物品（如毛巾、衣物等），应事先征得患者或家属的同意，并明确告知使用目的和方式。

3. 不应在公共场合（如走廊、大厅等）给患者进行更衣、脱衣、解大小便等私密操作，以确保患者的隐私得到保护。

4. 在病房内给患者更换衣物、擦拭大小便时，应关好门帘或窗帘，避免暴露患者隐私部位。同时，应确保操作过程轻柔、细致，以减轻患者的不适感和尴尬感。

三、医疗护理员的禁忌行为

在护理工作中，必须严格遵守以下禁忌行为，以确保患者的权益得到充分尊重与保护：

1. 严禁私下议论患者及其家属的隐私信息，确保患者隐私安全。

2. 不得向患者家属抱怨患者的照护难度及工作挑战，维护医疗团队的正面形象。

3. 避免当面质问患者关于反馈事件的具体情况，应以理解和倾听的态度处理患者意见。

4. 坚决不接受患者及其家属的馈赠和宴请，保持医疗服务的公正性和独立性。

5. 严禁与患者及其家属发生争吵或打骂等行为，维护和谐的医患关系。

6. 不允许在患者及其家属面前诋毁同事，如指责其工作不到位等，保持良好的团队氛围。

7. 工作人员之间应保持良好沟通，严禁发生争吵，确保团队协作顺畅。

四、医疗护理员在照护工作中的忌语

在照护工作中，语言的使用同样至关重要。以下是一些应避免使用的忌语，以维护患者的尊严和感受：

1. “你不要老按铃（你不要找我），我现在很忙！”——这种语气显得不耐烦，容易让患者感到被忽视。

2. “今天不是我照护你，不要找我，你找 ××× 去！”——这种推诿的说法会加剧患者的无助感。

3. “那没办法，我们这里就是这样做的！”——这种缺乏灵活性的回答会让患者感到绝望。

4.“你这人怎么这么多事儿，都像你这样，我们都不要做事了！”——这种指责性的语言会伤害患者的自尊心。

5.“刚搞完，你怎么又拉了，一天到晚不知道拉多少次，烦死了！”——这种不耐烦的抱怨会让患者感到羞愧。

6.“你再这样不听话就把你绑起来！”——这种威胁性的语言会加剧患者的恐惧和不安。

相反，医疗护理员应理解并尊重患者的感受，以规范的职业礼仪接待每一位患者，用专业的照护技术服务患者，以真诚温和的态度与患者沟通，以多种方式满足患者的情感需求，从而消除患者不良情绪，促进患者的康复。记住，“良言一句暖三冬，恶语伤人六月寒”，语言虽非蜜糖，却能深深影响人心。

五、与患者沟通时的黄金法则和白金法则

1. 黄金法则：你希望别人怎样对待你，你就怎样对待别人。这种与人交往的原则不是与人打交道的最高境界，因为自己喜欢的、期望的方式，别人不一定喜欢。

2. 白金法则：别人希望你怎样对待他们你就怎样对待他们，也就是说我们要用别人喜欢的方式对待别人。

我们要善于研究我们的服务对象，发现他们的喜好。要善于换位思考，从对方的角度来考虑问题，善于用对方喜欢的方式来打交道，也就是用白金法则来与服务对象沟通。

注意特殊情况的语言及处理：患者急躁时，语言和气，尽快办理；患者发火时，好言相劝，舒缓情绪；患者误解时，耐心解释，解决问题；患者口出脏话时，骂不还口，化解矛盾；患者动手时，努力克制不还手，报告护士长或领导来处理。

有效的沟通是医疗护理员做好工作的前提。否则，我们来到患者面前会感到很陌生，话不知从哪里说起；患者心情不好，自己不知所措；自己满腔热情，但不知如何向患者表达；等等。要避免出现这些现象，就必须掌握沟通的技巧。

小贴士

医疗护理员文明用语

1. “您好，我叫 ×××，我是医疗护理员。”

2. 视自己的年龄、陪护的对象而采取不同的称呼，如“大爷”“大妈”“阿姨”“小朋友”“张教授”“李老师”“王部长”等。

3. “您哪里不舒服，我能帮您做点什么？”

4. “您有事尽管说，我会尽力做好的。”

5. “对不起，请原谅。”

6. “别客气，这是我应该做的。”

7. “您看这样行吗？”

8. “请您稍等，我把这件事做完。”

9. “请您配合一下，现在我给您擦澡（翻身等）。”

10. “请您别着急，既来之，则安之，您一定要静下心来，配合医生尽快治好病。”

11. “探视时间到了，患者也累了，你们放心回去吧，我会尽力照顾好患者的。”

12. “您刚好一点，走路还不太稳，请别着急。慢点走，我来扶您。”

13. “请慢走，出院后注意休息。”

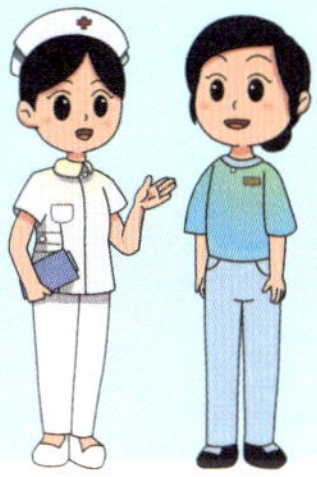

思考题

今天李阿姨正式成为医疗护理员，准备到江滨医院照护一位老奶奶。若您是医疗护理员服务机构的工作人员，您建议李阿姨应怎么管理好自己的仪容仪表呢？

（张叶翠、陈良丽）

第三章
医疗护理员技能攻略：理论与实践

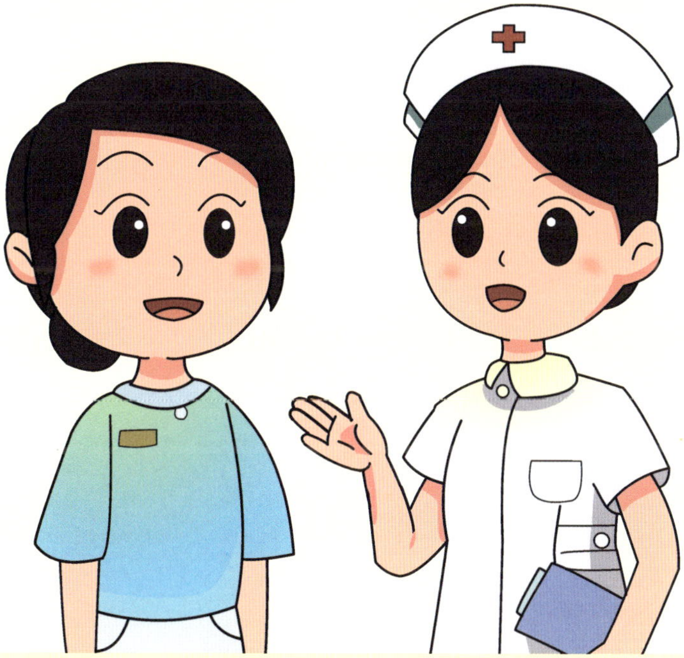

扫码获取更多资源

第一节　医疗护理员职业技能等级与基本要求

【学习目标】

（1）熟悉医疗护理员职业技能等级的划分。

（2）了解医疗护理员工作的基本要求。

随着我国社会主义市场经济的蓬勃发展，新时代背景下新产业与新经济的崛起，社会对高质量人才的需求日益增长。职业技能等级认证作为衡量职业素质和技能水平的重要标志，不仅是个人职业发展的重要里程碑，更在维护行业标准、确保服务质量以及推动经济社会健康发展中扮演着不可或缺的角色。

一、医疗护理员职业技能等级划分

依据人力资源和社会保障部、国家卫生健康委员会共同制定的《医疗护理员职业标准》，医疗护理员的职业技能等级共设五个等级，分别为五级/初级工、四级/中级工、三级/高级工、二级/技师、一级/高级技师。这一划分体系不仅是对个人专业技能的认可，更旨在优化人力资源配置结构，进而促进整个医疗护理行业的繁荣与社会进步。

各等级医疗护理员申报条件见表3–1。

表3–1　各等级医疗护理员申报条件

职业技能等级	申报条件（有其中之一项即可）
五级/初级工	（1）年满16周岁，拟从事本职业或相关职业工作。 （2）年满16周岁，从事本职业或相关职业工作。
四级/中级工	（1）累计从事本职业或相关职业工作满5年。 （2）取得本职业或相关职业五级/初级工职业资格（职业技能等级）证书后，累计从事本职业或相关职业工作满3年。 （3）取得本专业或相关专业的技工院校或中等（含）以上职业院校、专科及以上普通高等学校毕业证书（含在读应届毕业生）。

续表

职业技能等级	申报条件（有其中之一项即可）
三级 / 高级工	（1）累计从事本职业或相关职业工作满 10 年。 （2）取得本职业或相关职业四级 / 中级工职业资格（职业技能等级）证书后，累计从事本职业或相关职业工作满 4 年。 （3）取得符合专业对应关系的初级职称（专业技术人员职业资格）后，累计从事本职业或相关职业工作满 1 年。 （4）取得本专业或相关专业的技工院校高级工班及以上毕业证书（含在读应届毕业生）。 （5）取得本职业或相关职业四级 / 中级工职业资格（职业技能等级）证书，并取得本专业或相关专业的高等职业学校、专科及以上普通高等学校毕业证书（含在读应届毕业生）。
二级 / 技师	（1）取得本职业或相关职业三级 / 高级工职业资格（职业技能等级）证书后，累计从事本职业或相关职业工作满 5 年。 （2）取得符合专业对应关系的初级职称（专业技术人员职业资格）后，累计从事本职业或相关职业工作满 5 年，并在取得本职业或相关职业三级 / 高级工职业资格（职业技能等级）证书后，从事本职业或相关职业工作满 1 年。 （3）取得符合专业对应关系的中级职称（专业技术人员职业资格）后，累计从事本职业或相关职业工作满 1 年。 （4）取得本职业或相关职业三级 / 高级工职业资格（职业技能等级）证书的高级技工学校、技师学院毕业生，累计从事本职业或相关职业工作满 2 年。 （5）取得本职业或相关职业三级 / 高级工职业资格（职业技能等级）证书满 2 年的技师学院预备技师班、技师班学生。
一级 / 高级技师	（1）取得本职业或相关职业二级 / 技师职业资格（职业技能等级）证书后，累计从事本职业或相关职业工作满 5 年。 （2）取得符合专业对应关系的中级职称（专业技术人员职业资格）后，累计从事本职业或相关职业工作满 5 年，并在取得本职业或相关职业二级 / 技师职业资格（职业技能等级）证书后，从事本职业或相关职业工作满 1 年。 （3）取得符合专业对应关系的高级职称（专业技术人员职业资格）后，累计从事本职业或相关职业工作满 1 年。

二、不同等级医疗护理员工作的基本要求

1. 五级 / 初级工的基本要求见表 3–2。

重点要求：能够运用基本技能独立为照护对象完成本职业的常规工作，工作的侧重点是生活照护、基本照护和临床照护。

表 3-2　五级 / 初级工基本要求

职业功能	工作内容	技能要求	相关知识要求
1. 生活照护	清洁照护	①能进行居室整理、通风；②能整理床单位；③能记录照护对象的个人清洁卫生情况，如面部、口腔、身体的清洁等，提醒其进行个人清洁；④能为照护对象清洁和存放义齿；⑤能协助照护对象进行面部、手足的清洁；⑥能协助照护对象洗头、洗澡；⑦能为照护对象剪指甲；⑧能为照护对象更换合体的衣服；⑨能为照护对象选择防滑鞋。	①居室环境卫生的要求；②调整病房温 / 湿度的方法；③居室环境的整理流程；④居室通风注意事项；⑤整理床单位的目的和内容；⑥整理床单位的操作步骤和注意事项；⑦个人清洁卫生内容；⑧面部、口腔、身体清洁的目的和注意事项；⑨义齿的概念、作用；⑩义齿的清洁和存放的目的、操作步骤及注意事项；⑪手部清洁的目的、操作步骤和注意事项；⑫足部清洁的目的、操作步骤和注意事项；⑬日常头发的梳理和养护方法；⑭洗头、洗澡的目的、操作步骤和注意事项；⑮修剪指甲的目的和注意事项；⑯更换衣服（套头衣服、开襟衣服）的方法和注意事项；⑰防滑鞋的选择要点。
	饮食照护	①能为照护对象进行餐前洗手、环境准备；②能为照护对象备齐进食所需用品；③能为照护对象摆放进食、进水体位；④能协助照护对象进食、进水；⑤能为照护对象加热食物。	①餐前准备的目的、内容、适用对象、操作步骤和注意事项；②进食、进水所需的用品准备；③进食、进水体位摆放的目的、适用对象、操作步骤和注意事项；④协助照护对象进食、进水的目的、适用对象、操作步骤和注意事项；⑤加热食物的方法和注意事项。
	睡眠照护	①能布置睡眠环境，如空气、声音、光线、温度、湿度、呼叫器等；②能采用温水泡脚等措施促进睡眠；③能调整合适的睡眠卧位；④能为照护对象固定就寝时间。	①影响睡眠的因素及促进睡眠的措施；②散热器、空调的使用方法和注意事项；③温水泡脚的目的、操作步骤和注意事项；④调整睡眠卧位的目的、操作步骤和注意事项；⑤固定就寝时间的目的、方法及注意事项。
	排泄照护	①能协助照护对象完成如厕；②能协助照护对象便后清洁；③能借助窗帘、屏风等遮挡措施保护照护对象的隐私。	①协助如厕的目的、适用对象、操作步骤和注意事项；②协助便后清洁的目的、适用对象、操作步骤和注意事项；③保护照护对象隐私的目的、措施和注意事项。

续表

职业功能	工作内容	技能要求	相关知识要求
2. 基本照护	观察与测量	①能为居家照护对象测量血压并报告；②能为居家照护对象测量血氧饱和度并报告。	①电子体温计的使用方法及注意事项；②血压的正常值；③血压的生理变化；④电子血压计的使用方法及注意事项；⑤测量血氧饱和度的方法及注意事项。
	清洁消毒	①能根据手卫生要求完成洗手、手消毒；②能戴/摘口罩、手套、工作帽，穿脱工作服等；③能对物体表面进行清洁；④能对环境进行清洁；⑤能对餐具、洁具等进行清洁、消毒；⑥能分类放置生活垃圾；⑦能按要求收集与处理感染性废物。	①手卫生的目的、方法及注意事项；②正确戴/摘口罩、手套、工作帽和穿脱工作服的目的、方法及注意事项；③清洁与污染的概念，医院感染的概念；④物体表面、环境清洁的注意事项；⑤餐具、洁具等清洁、消毒的注意事项；⑥生活垃圾和医用垃圾的概念及其处理的注意事项；⑦生活垃圾的分类原则；⑧感染性废物的概念及收集、处理要求。
	预防压力性损伤	①能协助照护对象更换体位；②能采取减压措施，如气垫床、水床等；③能记录照护对象受压部位皮肤情况并交接；④能为0级糖尿病足照护对象选择合适鞋袜。	①压力性损伤的定义、原因、好发部位及受压部位皮肤异常表现；②体位更换的目的、操作步骤及注意事项；③气垫床、水床的使用目的、使用方法及注意事项；④床旁交接皮肤查看和记录要求；⑤糖尿病足的症状及护理要点。
	移动照护	①能协助照护对象进行床头转移；②能协助照护对象进行床椅转移；③能协助照护对象使用拐杖、手杖、助行器等助行器具行走；④能使用轮椅等运送工具运送照护对象；⑤能将照护对象送到指定地点做检查。	①床头转移的搬运方法及注意事项；②床椅转移的操作流程及注意事项；③拐杖、手杖、助行器等助行器具的使用方法及注意事项；④轮椅的使用方法及注意事项；⑤移动过程中的节力原则；⑥常规检查的流程及注意事项。
3. 临床照护	冷热应用	①能按要求进行温水擦浴或使用冰块/冰袋等方式实施物理降温；②能按要求使用热水袋等保暖物品和加热器等设备为照护对象保暖。	①物理降温的种类、方法及注意事项；②热水袋等保暖物品的使用方法及注意事项；③加热器的使用方法及注意事项。

续表

职业功能	工作内容	技能要求	相关知识要求
	标本采集	①能按操作规程为照护对象留取尿常规标本并放到指定地点；②能按操作规程为照护对象留取粪便常规标本并放到指定地点；③能按操作规程取送各类标本和检验检查报告并交予医护人员。	①尿常规标本的概念、采集目的、操作步骤和注意事项；②粪便常规标本的概念、采集目的、操作步骤和注意事项；③对标本运送工具进行清洁、消毒的方法；④标本运送的要求及注意事项；⑤标本运送发生遗撒的处理方法及要求；⑥领取检验报告的要求。
	给药照护	①能为照护对象准备杯子、水等口服药物所需物品；②能为照护对象佩戴、固定、摘取、清洗雾化吸入面罩/口含嘴等；③能按要求加热中药饮片；④能发现照护对象用药后的异常情况并报告。	①口服药物前物品准备的内容及注意事项；②雾化吸入面罩佩戴、摘取流程；③雾化吸入面罩固定方法；④雾化吸入面罩/口含嘴的清洁方法；⑤中药饮片加热方法及注意事项；⑥常见药物不良反应。
	应急救护	①能使用床档、床刹等预防照护对象坠床；②能发现照护对象走失风险并报告；③能发现照护对象跌倒、坠床风险并报告；④能使用手机等通信设备进行情况通报；⑤能使用灭火器等消防器材灭火。	①床档、床刹的使用方法及注意事项；②走失的观察要点及报告内容；③跌倒、坠床的风险因素；④跌倒、坠床的观察要点及报告内容；⑤手机等常用通信设备的使用方法及注意事项；⑥灭火器等消防器材的使用方法及注意事项。
4. 心理支持	安抚	①能为照护对象介绍居住环境；②能采取措施保护照护对象的隐私。	①环境介绍的内容；②保护隐私的方法及注意事项。
	临终关怀	①能询问临终照护对象的宗教信仰；②能询问临终照护对象的特殊需要。	①临终者的权利；②临终者的生理反应。
5. 功能锻炼	被动锻炼	①能为照护对象进行被动锻炼前的着装、如厕等准备工作；②能在护士指导下为照护对象维持功能体位。	①被动锻炼前准备的要点及注意事项；②基本生活能力锻炼的注意事项；③维持功能体位的方法及注意事项。
	主动锻炼	①能够记录照护对象的日常生活完成情况，包括进食、如厕、穿脱衣、移动等；②能指导照护对象进行腹式呼吸。	①进食、如厕、穿脱衣、移动等日常生活完成情况记录的内容及方法；②腹式呼吸的方法及作用。

2. 四级 / 中级工的基本要求见表 3-3。

重点要求：能够熟练运用基本技能独立为照护对象完成本职业的常规工作，工作的侧重点包含生活照护、基本照护、临床照护、心理支持等；在特定的情况下，能够运用专门技能完成较为复杂的工作。

表 3-3　四级 / 中级工基本要求

职业功能	工作内容	技能要求	相关知识要求
1. 生活照护	清洁照护	①能铺备用床、暂空床、麻醉床；②能为照护对象清洁口腔；③能为照护对象摘取、佩戴义齿；④能帮助照护对象在床上梳头、洗头；⑤能帮助部分自理的照护对象在床上擦浴；⑥能为照护对象清洁会阴。	①床单位准备（铺备用床、暂空床、麻醉床）的目的、操作步骤和注意事项；②漱口液的选择，刷牙的目的、适用对象、操作步骤和注意事项；③活动性义齿的摘取、佩戴的目的、操作步骤和注意事项；④床上梳头、床上洗头的目的、适用对象、操作步骤和注意事项；⑤床上擦浴的目的、适用对象、操作步骤和注意事项；⑥会阴清洁的目的、适用对象、操作步骤和注意事项。
	饮食照护	能为照护对象喂食、喂水。	①饮食的种类、适用对象、原则和注意事项；②围手术期、常见疾病（如糖尿病、肾病、心脑血管病）等照护对象及老年人的饮食特点；③协助喂食、喂水的操作步骤及注意事项。
	睡眠照护	①能根据照护对象病情的需要安置特殊睡眠体位；②能按要求巡视照护对象的睡眠情况。	①休息的意义、有效休息的条件；②特殊睡眠体位的概念、适用对象、安置方法和注意事项；③正常呼吸模式；④巡视睡眠状况需查看的内容和要求。
	排泄照护	①能协助照护对象在床上使用便器；②能按照排尿计划提醒尿失禁照护对象定时排尿；③能为失禁照护对象更换保护垫、纸尿裤等用品；④能发现尿管打折、牵拉、脱出等现象并报告。	①在床上使用便器的目的、适用对象、操作步骤及注意事项；②尿失禁功能锻炼的目的、方法和注意事项；③保护垫、纸尿裤的使用目的、适用对象、更换方法和注意事项；④留置尿管的意义、常见问题及预防照护措施。
2. 基本照护	观察与测量	①能发现呕吐的异常情况并报告；②能发现皮肤、黏膜的异常表现并报告；③能记录排泄量；④能发现手术伤口敷料有渗出或污染的情况并报告。	①呕吐的原因、观察内容及注意事项；②皮肤、黏膜的正常及异常表现；③排泄量记录的方法及注意事项；④手术后伤口敷料的观察要点。

续表

职业功能	工作内容	技能要求	相关知识要求
	清洁消毒	①能按要求使用浸泡法、熏蒸法等进行消毒；②能按要求配制常用消毒液；③能对床单位进行终末消毒；④能对复用的痰杯、便器等进行清洁、消毒。	①浸泡法、熏蒸法消毒的方法及注意事项；②常用消毒液的配制方法；③对床单位进行终末消毒的目的、方法及注意事项；④复用的痰杯、便器等的清洁、消毒方法。
	预防压力性损伤	①能发现受压部位皮肤的异常情况并报告；②能选择和使用支撑物，如楔形垫、软枕等来维持体位；③能发现0级糖尿病足照护对象的皮肤异常表现；④能保护照护对象水肿部位的皮肤。	①压力性损伤的分期；②支撑物使用的目的、选择方法及注意事项；③糖尿病足的表现；④水肿皮肤的护理要点。
	移动照护	①能使用过床易等工具移动照护对象；②能使用平车等工具运送照护对象；③能发现照护对象在转运过程中的异常表现并报告。	①过床易的使用方法及注意事项；②平车的使用方法及注意事项；③转运的观察要点及报告内容。
3. 临床照护	冷热应用	①能协助照护对象进行温水坐浴；②能按要求为照护对象进行局部软组织的冷、热敷。	①温水坐浴的方法及注意事项；②局部软组织冷、热敷的方法及注意事项。
	标本采集	①能按要求为卧床照护对象留取尿常规标本并放到指定地点；②能按要求为卧床照护对象留取粪便常规标本并放到指定地点。	①为卧床者留取尿常规标本的方法和注意事项；②为卧床者留取粪便常规标本的方法和注意事项。
	给药照护	①能在护士指导下为照护对象涂敷皮肤外用药；②能按要求为居家照护对象煎煮中药；③能指导居家照护对象使用吸入剂。	①皮肤外用药的涂抹、贴敷方法及注意事项；②中药的煎煮方法；③吸入剂的使用方法及注意事项。
	应急救护	①能发现照护对象误吸、噎食风险并报告；②能发现约束部位的异常情况并报告；③能对出现低血糖症状的照护对象进行初步的应急处理并报告。	①误吸、噎食的风险因素；②保护性约束的定义、分类、适应证；③保护性约束的方法及注意事项；④约束部位的异常表现及观察要点；⑤低血糖的典型症状及处理方法。

续表

职业功能	工作内容	技能要求	相关知识要求
4. 心理支持	安抚	①能倾听照护对象的讲述；②能对情绪低落的照护对象进行陪伴。	①倾听的方法及要求；②情绪和行为变化的常见原因；③陪伴的方法及注意事项。
	临终关怀	①能在护士的指导下进行尸体料理；②能整理遗物并交予家属。	①尸体料理的方法；②遗物整理及交接的注意事项。
5. 功能锻炼	被动锻炼	①能为照护对象叩背以辅助排痰；②能为照护对象进行手部锻炼；③能为照护对象进行双上肢上举、抬腿等促进血液循环的床上锻炼。	①叩背的方法及注意事项；②被动手部锻炼的方法及注意事项；③被动双上肢上举、抬腿等床上锻炼的方法及注意事项。
	主动锻炼	①能指导照护对象进行手部锻炼；②能指导照护对象进行双上肢上举、抬腿等促进血液循环的床上锻炼。	①主动手部锻炼的方法；②主动双上肢上举等床上锻炼的方法和注意事项。

3. 三级 / 高级工的基本要求见表 3-4。

重点要求：能够熟练运用基本技能和专业技能独立为照护对象完成本职业较为复杂的工作和非常规性的工作，工作的重点包含生活照护、基本照护、临床照护、心理支持、功能锻炼。

表 3-4　三级 / 高级工基本要求

职业功能	工作内容	技能要求	相关知识要求
1. 生活照护	清洁照护	①能为卧床照护对象更换床单位；②能帮助失能、失智的照护对象在床上擦浴。	①为卧床照护对象更换床单位的目的、操作步骤及注意事项；②失能、失智的概念及主要症状表现；③失能者、失智者生活照护的特点；④帮助失能者、失智者在床上擦浴的目的、操作步骤和注意事项。
	饮食照护	①能记录照护对象的进食、进水情况；②能根据照护对象的疾病和特殊饮食需求选择进食类型及食品加工方式。	①进食、进水的记录要求及注意事项；②一般食物的含水量；③特殊饮食的种类及加工方法。

续表

职业功能	工作内容	技能要求	相关知识要求
	睡眠照护	①能发现照护对象睡眠中出现的异常情况（如易醒、多尿、疼痛、呼吸不畅等）并报告；②能为入睡困难的照护对象做放松活动以促进睡眠。	①呼吸异常的观察方法；②常见睡眠障碍的预防和照护措施；③促进睡眠的方法。
	排泄照护	①能发现照护对象排尿、排便时的异常情况并报告；②能发现照护对象大小便失禁、腹泻、便秘、肠胀气等异常情况并报告。	①排尿、排便异常的表现；②尿失禁的定义、表现、预防和照护措施；③大小便失禁、便秘、肠胀气的定义、表现、预防和照护措施。
2. 基本照护	清洁消毒	①能按要求对被污染的物品、环境进行初步处理；②能按要求对排泄物、呕吐物、分泌物等进行初步消毒处理；③能为0级糖尿病足照护对象清洁足部。	①污染物品、环境的初步处理方法；②排泄物、呕吐物、分泌物的消毒方法；③糖尿病足的护理要点。
	移动照护	①能在照护对象活动、转运时保护管路位置；②能在照护对象移动过程中发现管路打折、牵拉、脱出等异常情况并报告。	①管路固定的正确位置及搬运时的保护要点；②管路打折、牵拉、脱出的表现；③管路固定的观察要点。
3. 临床照护	标本采集	①能为照护对象留取12小时或24小时尿标本并放到指定地点；②能为卧床照护对象留取痰常规标本（吸痰法留取除外）并放到指定地点。	①12小时或24小时尿标本的概念、留取的目的、操作步骤及注意事项；②痰常规标本的概念、留取目的、操作步骤及注意事项。
	应急救护	①能发现照护对象的噎食表现；②能对噎食进行初步的应急处理并报告。	①噎食的表现、观察要点及报告内容；②海姆立克急救方法及注意事项。
4. 心理支持	安抚	①能指导照护对象进行深呼吸；②能为照护对象选择并播放音乐。	①深呼吸的方法及注意事项；②音乐的选择及注意事项。
	临终关怀	①能调整临终照护对象居所的环境，避免噪声、强光、异味等不良刺激；②能引导临终照护对象表达自己的感受；③能陪伴临终照护对象并倾听、诉说。	①保持舒适环境的基本方法；②临终者的心理反应；③与临终照护对象沟通的技巧。

续表

职业功能	工作内容	技能要求	相关知识要求
5. 功能锻炼	被动锻炼	①能为照护对象变换健侧卧位；②能为照护对象变换患侧卧位。	①变换体位的方法；②变换体位的注意事项。
	主动锻炼	①能辅助照护对象进行坐位训练；②能辅助照护对象使用助行器进行站立训练；③能辅助照护对象使用助行器进行行走训练。	①坐位训练的方法、注意事项；②使用助行器进行站立训练的方法、注意事项；③使用助行器辅助行走训练的方法、注意事项。

4. 二级 / 技师的基本要求见表 3–5。

重点要求：能够熟练运用专业技能和特殊技能为照护对象完成本职业复杂的、非常规性的工作，工作的重点包含生活照护、基本照护、临床照护、心理支持、功能锻炼；掌握本职业的关键技术技能，能够独立处理和解决技术难题；在技术技能方面有创新；能够指导和培训初、中、高级工；具有一定的技术管理能力。

表 3–5　二级 / 技师基本要求

职业功能	工作内容	技能要求	相关知识要求
1. 生活照护	清洁照护	①能操作助浴助洁设备为照护对象进行个人清洁；②能为照护对象进行灭虱、灭虮处置。	①常用助浴助洁设备的使用目的、适用对象、操作步骤及注意事项；②灭虱、灭虮的目的、方法和注意事项。
	饮食照护	能在护士指导下为携带鼻胃管的居家照护对象进行管饲进食、进水。	①治疗饮食的种类、适用范围；②使用鼻胃管、鼻肠管、胃造瘘进行管饲的注意事项。
	睡眠照护	能发现照护对象失眠的原因并报告。	失眠的概念、常见原因及预防。
	排泄照护	①能为照护对象使用开塞露、甘油栓等简易通便剂通便；②能为居家照护对象更换肠造口袋、泌尿造口袋；③能在护士的指导下为携带尿管的照护对象更换集尿袋和倾倒尿液。	①开塞露、甘油栓等简易通便剂的使用方法及操作步骤；②肠造口袋、泌尿造口袋的使用方法及注意事项；③使用集尿袋的注意事项；④处置尿液的注意事项。

续表

职业功能	工作内容	技能要求	相关知识要求
2. 基本照护	观察与测量	能为居家照护对象测量末梢血糖并报告。	①末梢血糖的正常值；②血糖仪的使用方法。
	清洁消毒	能按要求穿脱隔离衣。	穿脱隔离衣的目的、方法及注意事项。
3. 临床照护	给药照护	①能在护士指导下为照护对象进行眼部、耳部、鼻腔、口腔等药物的滴注、涂抹等操作；②能协助居家照护对象进行雾化吸入操作。	①眼部、耳部、鼻腔、口腔等药物的滴注、涂抹方法及注意事项；②雾化吸入操作的流程及注意事项。
	应急救护	①能对跌倒、坠床的照护对象进行初步应急处理；②能对烫伤、烧伤等意外伤害的照护对象进行初步的应急处理；③能帮助居家照护对象使用制氧机吸氧。	①肢体损伤后初步固定的方法；②包扎、冲洗、固定、止血等初步处理方法；③搬移伤者的方法与注意事项；④家庭氧疗的适应证、种类及操作方法。
4. 心理支持	安抚	①能运用转移注意力的方式与失智照护对象沟通；②能为失智照护对象选择个性化娱乐活动。	①转移注意力的方法；②适合失智者参与的娱乐活动；③参加娱乐活动的注意事项。
	临终关怀	①能发现临终照护对象的疼痛表现并报告；②能配合医务人员进行尸体清洁。	①疼痛表现的观察要点；②清洁尸体的用物准备、顺序和方法。
5. 功能锻炼	被动锻炼	①能为照护对象进行腕关节、肘关节活动训练；②能为照护对象进行踝关节、膝关节活动训练。	①腕关节、肘关节活动的训练方法及注意事项；②踝关节、膝关节活动的训练方法及注意事项。
	主动锻炼	能指导照护对象进行进食、如厕、穿脱衣等日常生活训练。	指导日常生活训练的方法及注意事项。
6. 技术管理	任务分配	①能根据个人工作能力分配工作任务；②能依据照护工作量合理调配人员。	①人力资源配置的要求；②人力资源配置的方法；③人力资源调配的注意事项。
	技术改进	①能制定操作规程；②能发现操作流程中的问题，并对问题进行分析和优化。	①制定操作规程的相关依据；②优化流程的注意事项。
	技术督导	①能对操作规程的实施情况进行督导；②能对督导中发现的问题进行点评并提出整改方案。	①质量管理的方法；②服务效果的监督方法；③制定整改方案的注意事项。

续表

职业功能	工作内容	技能要求	相关知识要求
7. 技术培训	培训计划	①能制定培训计划；②能编写培训教案。	①制定培训计划的注意事项；②教案的编写要点。
	培训实施	①能按照培训计划进行授课；②能对技能操作给予指导；③能制定技能考核规范并实施。	①授课的技巧及注意事项；②技能操作指导的方法及注意事项；③技能考核规范的制定方法。

5. 一级 / 高级技师的基本要求见表 3–6。

重点要求：能够熟练运用专门技能和特殊技能在本职业的各个领域完成复杂的、非常规性的工作；熟练掌握本职业的关键技术技能，能够独立处理和解决高难度的技术问题和难题；在技术攻关和革新方面有创新；能够组织开展技术改造、技术革新活动；能够组织开展系统的专业技术培训；具有技术管理能力。

表 3–6　一级 / 高级技师基本要求

职业功能	工作内容	技能要求	相关知识要求
1. 临床照护	给药照护	①能按要求为居家照护对象保管药物，如常用口服药、胰岛素等；②能为居家照护对象注射胰岛素。	①常用口服药、胰岛素的保存方法；②注射胰岛素的适应证、不良反应、用法用量、禁忌、注意事项。
	应急救护	①能对突发心搏骤停的照护对象进行基础生命支持；②能对居家突发外伤的照护对象进行伤口止血包扎初步处理。	①初级心肺复苏技术及注意事项；②伤口止血包扎方法和注意事项。
2. 心理支持	安抚	①能发现失智照护对象的行为异常并报告；②能引导失智照护对象离开危险环境；③能为失智照护对象转移危险物品。	①产生异常情绪的原因及表现；②异常情绪的初步处理方法；③危险物品的种类；④转移危险物品的方法；⑤常见的危险环境及转移的注意事项。
	临终关怀	①能发现临终照护对象的情绪变化（如低落、悲伤等）并报告；②能缓解临终照护对象的负面情绪。	①临终者的常见异常情绪；②临终者情绪变化的观察要点；③语言与非语言沟通技巧。

续表

职业功能	工作内容	技能要求	相关知识要求
3. 功能锻炼	被动锻炼	①能为照护对象进行肩关节活动训练；②能为照护对象进行髋关节活动训练。	①肩关节活动的训练方法及注意事项；②髋关节活动的训练方法及注意事项。
	主动锻炼	①能协助照护对象不借助助行器具进行行走训练；②能协助照护对象进行上下楼梯训练。	①指导主动行走的方法及注意事项；②指导上下楼梯的方法及注意事项。
4. 技术管理	任务分配	①能统筹全员人力资源配置；②能对突发事件紧急调配人力；③能制定岗位职责。	①统筹人力资源配置的方法；②人岗匹配的要点及方法；③突发事件的应对方式；④岗位职责的概念、目的、要素结构；⑤岗位职责制定原则与方法。
	技术改进	①能对照护流程提出改进意见并实施；②能对常用护理用具进行改进。	①操作流程的概念、编制原则、方法；②评价指标的概念、制定原则、方法；③流程改进的意义及改进方案的编制方法；④技术改进的概念、撰写改进方案的要点。
	技术督导	①能持续推进整改方案并进行效果评价；②能撰写典型案例的技术分析报告。	①质量督导的基本方法；②效果评价的要点；③分析报告撰写要求。
5. 技术培训	培训实施	①能组织实施培训；②能借助信息技术对不良事件进行分析并整改。	①组织培训的方法、注意事项；②不良事件整改的原则；③信息技术基本知识和方法。
	效果评价	①能制定培训考核标准；②能对培训过程和效果进行评价。	①培训考核标准；②培训效果评价的内容和撰写方法。

不同职业技能等级的申报条件之所以不同，主要是为了匹配各个级别所需的专业知识、技能水平以及工作经验。这样的设计旨在确保专业人才能够在其职业生涯的不同阶段获得恰当的评价与认证，同时也激励个人不断学习进步，提升自己的专业素养。综上所述，医疗护理员通过不断提升自己的职业技能等级，不仅能够在经济上获得更好的回报，还能在社会贡献和个人成就上实现更大的价值。这种正面循环鼓励医疗护理员持续学习、提升自我的方式，从而整体提高医疗护理员行业的服务水平和专业形象。

小贴士

医疗护理员职业技能等级与职业价值的关系

1. 医疗护理员职业技能等级与其职业价值紧密相连，构成了一条从基本照护到专业技能深化的价值提升链。

2. 等级晋升不仅仅是头衔的变化，更是护理专业知识深化、技能广度拓展及实战经验积累的综合体现。

3. 初级医疗护理员通过日常的细心照料奠定基础，而随着等级提升至技师乃至高级技师，他们不仅能够在技术上执行更复杂的医疗辅助操作，还能在护理规划与团队引领中发挥关键作用，其职业价值随之显著增长。

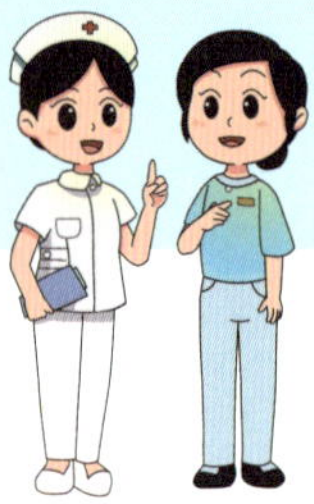

4. 这一过程不仅提升了个人在行业内的影响力与认可度，也直接关联到经济收入的提高和社会贡献的增大，实现了个人发展、专业贡献与社会地位的和谐统一。

思考题

滨滨阿姨小时候因家境贫穷小学毕业后就外出务工，做过纺织工、保洁员、小摊贩等。后来家里老人生病住院，滨滨阿姨在医院照护时发现有很多的照护者不是患者亲属，经询问是专业的医疗护理员，而且每个月的工资可观。滨滨阿姨提出疑问：医疗护理员的培训要求是统一的吗？有没有晋升空间？

（莫利容、陆林林、韦海红）

第二节　医疗护理员通关拿证秘诀

【学习目标】

（1）熟悉医疗护理员考试的报考条件、内容、流程及要求。

（2）掌握考试备考的技巧。

对于医疗护理员而言，获得专业的认证是职业生涯中不可或缺的环节。它不仅是对个人专业能力和知识储备的肯定，更是胜任这一崇高职业的必要凭证。那么，如何顺利考取医疗护理员证书呢？以下将为您提供一份全面的指南，助您轻松取证。

一、考试概览

1. 考试时间：由报考机构安排，时间通常较为灵活，考生可根据自己的时间安排选择合适的考试时间。

2. 考试地点：全国范围内可报考，具体地点以准考证为准。

3. 报考条件：考生须年满 16 周岁，身体健康，品行良好，具备责任心，尊重并关心服务对象，同时需具备一定的文化程度和沟通能力。

4. 考试形式：分为理论知识、操作技能两部分。

（1）理论知识考核：采取线上考核方式，考生须登录学员账户，在规定时间内完成答题。考核内容涵盖医疗护理相关理论知识，60 分及以上为合格。不合格者有一次免费补考机会，补考须在首次考核后的一年内进行。

（2）操作技能考核：采用线下现场考核方式，针对患者照护、老年照护、母婴照护等方向进行现场操作考核。60 分及以上为合格。操作技能考核未合格者，可保留理论知识考核成绩，在首次操作技能考核后的一年内免费补考一次。

5. 报考流程：选择报考机构→报名缴费→提交个人资料→审核通过→参加考试→查询成绩→合格领证。

考核合格后，由国家卫生健康委员会人才交流服务中心授予“医疗护理员培训证书”。

二、备考技巧

1. 制定备考计划：在了解考试内容和形式的基础上，制定详细的备考计划，合理安排学习时间；系统学习医疗护理相关理论知识，掌握考试要点和难点，有针对性地进行复习。

2. 选择权威备考资料：备考资料的选择至关重要。建议选用与考试内容紧密相关的权威教材、参考书等，如国家卫生健康委员会人才交流服务中心出版的《医疗护理员》，以及《国家职业标准医疗护理员》和《护理员操作视频》等。

3. 模拟考试：模拟考试也是备考的重要环节之一。可以通过模拟考试来检验自己的考试水平，及时调整备考计划，找出自己的不足之处；通过题目练习及案例导入的技能练习，熟练掌握各项操作技能的评分标准，按规范进行练习，进一步提高备考效率。

4. 保持良好心态：良好的心态是顺利通过考试的重要保障。考生需具备较强的人际沟通能力、高度的责任心、持续学习与自我提升的精神，同时保持积极乐观的心态，相信自己能够克服困难，成功取得医疗护理员证书。

小贴士

党的十九大报告中强调，要实施“健康中国”战略，为人民群众提供全方位全周期健康服务；要增进民生福祉，完善职业教育和培训体系，建设技能型劳动者大军。护理服务是实施“健康中国”战略的重要内容，对促进健康老龄化和提升人民群众健康水平发挥了积极作用。加强医疗护理员培训和管理是加快发展护理服务业、增加护理服务供给的关键环节，有利于精准对接人民群众多样化、多层次的健康需求，对稳增长、促改革、调结构、惠民生、扩大社会就业具有重要意义。

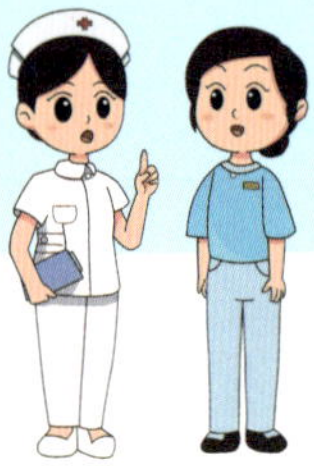

思考题

滨滨大姐今年48岁，初中文化水平，做过家政阿姨，性格开朗、待人友善，现想转行，请问以她的条件可以应聘医疗护理员吗？需要经过怎样的培训？

（莫利容、杨捷、唐丽娥）

第三节　医疗护理员的理论与实践

【学习目标】

（1）了解实践教学方法的类型。

（2）掌握将医疗护理理论知识与实践操作相结合的方法。

医疗护理员在患者照护工作中扮演着举足轻重的角色，其专业素养和服务质量直接关乎患者的康复进程与就医满意度。因此，确保医疗护理员能够将扎实的理论知识灵活应用于实践，是全面提升医疗服务质量的关键所在。

一、理论教学的重要性及方法

理论知识是医疗护理员开展工作的基础，涵盖医学基础知识、护理学原理、心理学原理及伦理道德规范等多个方面。

1. 系统授课：采用课堂讲授的方式，由经验丰富的专业教师向医疗护理员传授全面的医学基础知识，包括但不限于人体生理结构、常见疾病的临床表现与预防措施。例如，详细讲解高血压的发病机制、典型症状及日常护理要点，旨在提升医疗护理员对血压异常情况的识别能力。

2. 案例分析：引入真实医疗案例，组织医疗护理员分组分析与讨论。例如，通过展示糖尿病患者的具体病例，包括病情演变、治疗方案及护理需求，引导医疗护理员思考如何协同医护人员为患者制定个性化的饮食管理与运动锻炼计划。

3. 专题讲座：邀请医疗护理领域的专家就特定主题进行深度解读。例如，举行心理健康护理专题讲座，使医疗护理员深入了解患者在疾病期间可能遭遇的心理困扰，并掌握运用心理支持技巧帮助患者维持积极心态的方法。

二、实践教学的方法与实例

实践教学是将理论知识转化为实际操作技能的核心环节，对于医疗护理员的培养至关重要。

1. 模拟场景训练。设置模拟病房，重现各类常见的医疗情境，如患者突发疾病、体位转移等。例如，在模拟场景中，安排医疗护理员练习如何安全地协助骨折患者进行翻身，以避免造成二次伤害。

2. 临床实习体验。组织医疗护理员进入真实的医疗环境进行实习，由专业医护人员现场指导，进行实践操作。例如，在医院的康复科，医疗护理员可跟随护士学习并协助患者进行康复训练。

3. 角色扮演活动。通过角色扮演的方式，让医疗护理员分别扮演患者和护理员角色，模拟实际护理场景，以提升其沟通与护理技能。例如，模拟患者情绪低落的情境，让医疗护理员运用所学的心理支持技巧进行安抚，缓解患者负面情绪。

三、教学方法的综合应用

不同的教学方法各有优势，讲授式教学能够高效地传授知识，案例式教学能够增强学生的实践能力和问题解决能力。医疗护理员可以综合运用这些方法，发挥不同教学方法的优势，从而提升教学效果。以一位脑卒中后遗症患者的护理为例，我们可以采用以下综合教学方法：

首先，通过系统授课和案例分析，让医疗护理员全面了解脑卒中的病因、症状及康复要点。其次，在模拟病房中，让医疗护理员练习协助患者进行肢体功能锻炼、喂食等日常护理操作。最后，医疗护理员在医院康复病房中，在护士的直接指导下，实际参与患者的日常护理工作。

通过上述理论与实践相结合的教学方法，医疗护理员能够更全面地掌握专业知识和技能，为患者提供更加优质、安全、贴心的护理服务。

小贴士

理论与实践的良好结合对于提升医疗护理员照护质量具有显著意义。一方面，科学的理论指导能够使医疗护理员工作更加规范、专业和高效。医疗护理员能够依据准确的知识和方法，为患者提供准确且有益的照顾，避免因无知或错误的操作给患者带来不必要的痛苦和风险。另一方面，丰富的实践经验能够帮助医疗护理员不断检验和完善理论知识。在实际操作中，他们可能会遇到理论未曾涵盖的情况，这促使他们反思和创新，进一步丰富和发展照护理论。

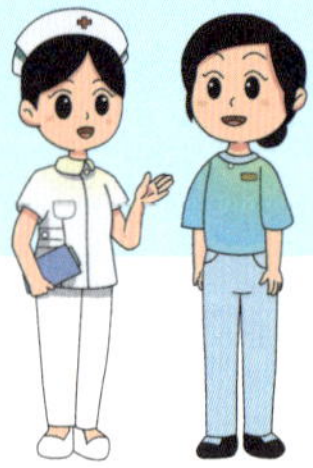

思考题

患者桂奶奶，65 岁，因脑卒中导致半身不遂，住院进行康复治疗。患者情绪低落，对康复缺乏信心，且家属工作繁忙，无法时刻陪伴在侧。如果您是负责照护桂奶奶的滨滨护理员，请您思考如何应用所学的理论知识和技能为桂奶奶提供日常照护。

（莫利容、杨捷、曾秀梅）

第四章
医疗护理员服务质量与满意度评价：提质量与促发展

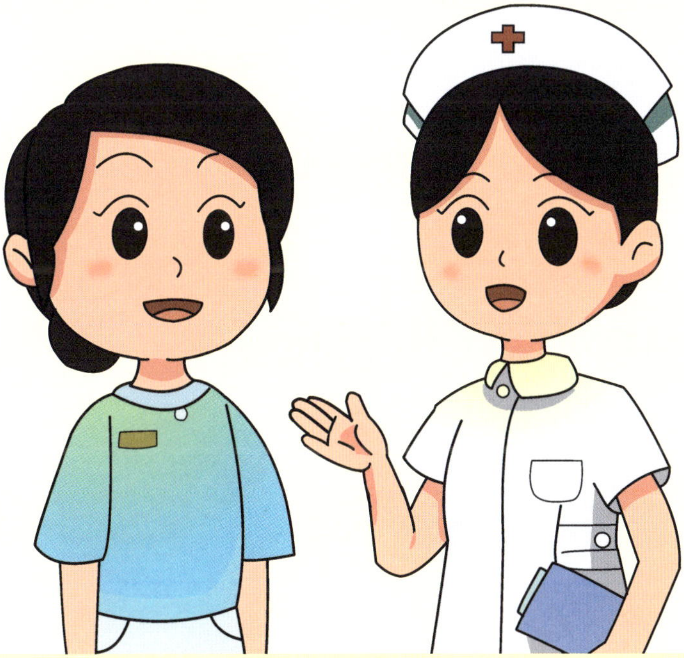

扫码获取更多资源

第一节　医疗护理员服务质量评价

【学习目标】

（1）了解开展服务质量控制与评价的目的。

（2）熟悉医疗护理员培训考核追踪评价的方法。

（3）掌握服务质量评价的具体内容。

为确保医疗护理服务的安全、有效与规范，对医疗护理员的服务质量实施严格控制与评价显得尤为重要。医疗护理员的服务质量不仅是衡量医疗机构综合水平的重要指标之一，也是提升患者满意度的关键所在。因此，医疗机构需建立健全的医疗护理员管理制度，明确其职业技能等级、工作职责、工作内容与要求，并制定详细的服务规范。以服务质量和服务对象满意度为核心指标，开展全面的服务质量监督考核，旨在进一步规范医疗护理员服务行为，提升服务水平，从而更好地满足患者的实际需求。

一、服务质量评价

服务质量评价是服务机构不可或缺的关键环节，它既是提升服务质量的重要途径，也是推动企业可持续发展的重要保障。

1. 评价主体。包括医疗护理员服务机构主管、医疗机构相关管理部门负责人、第三方专业机构、服务对象或主要家庭成员等利益相关方。

2. 评价时机。对医疗护理员的追踪评价应全面且持续，贯穿整个医疗护理工作的始终。

3. 评价方法。

（1）服务过程质量检查与考核：明确检查频次、方式与考核方法，包括日常检查、定期检查、不定期抽查及专项检查等。以服务内容达标为主要评价指标，结合服务过程、内容及结果进行综合评价。采用意见征询、问卷调查、电话访问、实地检查、暗访及社会监督等多种方法，实施有效的服务监督考核。

落实医疗护理员绩效考核方案，对表现优异的医疗护理员及时给予奖励与表彰，激励其不断进步；对表现不佳的医疗护理员则及时给予指导与帮助，督促其改进。

（2）医疗护理员星级评价：综合采集服务行为、服务态度、订单情况、患者满意度、医疗机构评价及医疗护理员服务机构评价等多维度数据，根据综合评定结果将医疗护理员分为五星级、四星级、三星级、二星级、一星级，形成星级医疗护理员自我驱动与约束的长效机制。

4. 评价内容。医疗护理员服务机构应向护理员详细讲解本机构的服务监督与考核制度及评价内容，并达成共识。

（1）服务流程与规范：完善的服务流程和规范是保障服务质量的重要基础。医疗护理员服务机构应建立并不断完善服务流程和规范，确保服务过程中的每个环节均符合标准。医疗护理员应严格遵守服务流程和规范，确保服务质量的稳定性和可靠性。通过检查记录、观察实际操作及听取患者反馈等方式，评价医疗护理员在接待患者、执行护理操作等环节是否完善、规范，并评估其服务是否达标。

（2）基础护理服务质量：评估医疗护理员在基础护理服务方面的表现，如清洁、消毒、床边护理等。通过实地观察及听取患者反馈等方式，判断医疗护理员在基础护理服务方面的表现是否达到行业标准。

（3）应急处理能力：评价医疗护理员在突发状况下的应急处理与危机应对能力。通过模拟演练、案例分析等方式，评估医疗护理员在遇到紧急情况时是否能够迅速、准确地做出判断和应对。

（4）培训与执行情况：评估医疗护理员是否具备相应等级的护理知识和技能，以及是否能够熟练掌握和执行各项护理操作。通过查阅培训记录、考核医疗护理员的专业知识、观察实际操作等方式，综合评估医疗护理员的培训与实际执行情况。

（5）合法权益保障：评价医疗护理员在保障患者合法权益方面的表现，包括隐私权、知情权、自主权等。通过检查记录及听取患者反馈等方式，判断医疗护理员是否充分尊重并保障患者的合法权益。

二、服务质量信息反馈

1. 反馈对象：包括医疗护理员本人、医疗护理员服务机构主管部门、医疗机构相关部门和护士长。

2. 反馈内容：包括服务管理、服务过程、满意度评价中存在的质量问题，以及管理人员提出的整改建议。

3. 反馈途径：可通过现场反馈、书面报告、例会通报、网络公示等多种形式进行，确保反馈及时且有效。

三、服务质量持续改进

服务质量作为服务机构的核心竞争力之一，必须高度重视并持续改进。为此，服务机构应构建完善的医疗护理员服务质量巡查机制，对服务的各个环节进行规范和要求，旨在不断提升服务品质，确保服务的专业性、安全性与人性化，从而满足患者的多样化需求，提升患者忠诚度，并增强自身的行业竞争力。

1. 问题汇总与分析：医疗护理员服务机构应对评价反馈的质量问题进行全面汇总与深入分析，并明确落实整改的责任人。

2. 整改措施制定与执行：根据评价反馈的相关信息，服务机构应迅速查找问题根源，分析原因，及时制定并执行有效的整改措施，确保在规定时限内完成整改工作，并做好详细记录。

3. 督促与跟踪：医疗机构相关部门应加强对医疗护理员服务机构服务质量改进工作的督促、跟踪与复查，确保整改措施得到有效落实。

4. 质量管理工具应用：服务机构应充分利用质量管理工具，规范、科学地开展持续的质量改进工作，提升服务质量管理的专业化水平。

5. 医疗护理员培训与考核：对于多次被投诉的医疗护理员，服务机构应重新进行专业培训。培训后仍不达标的医疗护理员，不得安排上岗。同时，应将评价结果形成文档并妥善保存，作为确定医疗护理员职业技能等级的重要依据。

6. 投诉处理机制建设：医疗护理员服务机构和医疗机构应共同建立投诉处理机构，制定完善的投诉处理管理制度，按照管理制度及时处理纠纷与投诉，并保留投诉处理记录。在处理过程中，双方应对获得的信息予以严格保密。涉及法律纠纷的，可通过协商解决，或请求第三方调解、向人民法院提起诉讼。

服务质量评价的实施对于发现和解决医疗服务过程中的问题与不足具有重要意义。通过及时反馈和持续改进，可以不断提升医疗护理员的专业技能和服务水平，进而推动整个医疗服务行业质量的全面提升。这在保障患者权益、提升医疗机构声誉和竞争力、促进医疗护理员个人发展等方面均发挥着至关重要的作用。

四、医疗护理员工作质量持续改进评价

医疗机构医疗护理员服务质量督导单（表 4–1）、医疗护理员工作质量持续改进评价表（表 4–2）是确保服务质量、发现不足并制定改进措施的关键工具，旨在推动医疗护理员工作质量的持续优化与提升。

表 4–1　医疗机构医疗护理员服务质量督导单

医疗机构名称：　　　　督导时间：　　　　督导者：　　　　达成率：

类别	关键措施	完成情况		
		是	否	不适用
综合管理	1. 管理制度健全，各岗位人员职责明确，有完善的服务规范、工作流程			
	2. 遵守国家及医疗机构相关规章制度，定期接受医疗机构及上级管理部门监督、检查、指导			
	3. 按需求配置医疗护理员数量，资料齐全（花名册及身份证、健康证、资质证明复印件、劳动 / 劳务合同等），持培训合格证上岗			
	4. 采取信息化管理，具备查询或下单功能的信息平台或 App			
	5. 保障 24 小时在线服务，连续接待处理客户需求			
	6. 建立相应突发事件的应急预案，并组织医疗护理员开展演练，有培训演练记录			
	7. 有完善的医疗护理员培训计划并组织实施			
	8. 医疗机构及医疗护理员服务机构每月检查医疗护理员服务质量并及时反馈，持续改进有成效，有记录可查			
	9. 定期（每月）组织召开沟通会，邀请院方人员参与			

续表

类别	关键措施	完成情况		
		是	否	不适用
医疗护理员管理	10. 遵守岗位要求，统一着装，穿着整洁，仪表端庄，佩戴工牌。不在病区吸烟、喝酒，不串病房，不脱岗；爱护医疗机构、科室的物品及仪器；保护患者隐私			
	11. 协助护士做好晨、晚间护理，保持床单元整洁，物品按要求放置，保持病房安静、整洁、美观			
	12. 根据患者需求为患者提供单项服务：洗漱、洗头、擦澡、更换衣服。做到"三短""六洁"，即指甲短、胡须短、头发短，脸洁、头发洁、口腔洁、手足洁、皮肤洁、会阴洁、肛门洁			
	13. 按服务级别服务患者，根据患者情况及时协助患者服药、进食，餐后清洗餐具，必要时协助患者如厕，为患者清理大小便等；根据患者治疗要求协助和指导患者在床上或室内适当活动			
	14. 陪护期间原则上不得擅自离开病房和患者身边，暂时离开必须寻找他人帮助，并主动报告给责任护士			
	15. 严格执行医疗机构感染控制要求和消毒隔离制度，防止交叉感染。落实患者安全措施，预防跌倒/坠床、管道脱落、烫伤等不良事件或纠纷发生，如有发生应及时报告护士长、医疗护理员服务机构			
	16. 管理人员定时巡视病房，医疗护理员在医务人员指导下协助患者在床上或室内适当活动，在特殊情况下或经家属授权后帮助患者购买食物、生活用品等			
	17. 不允许介绍未与医疗机构签订协议的医疗护理员服务机构的人员进入医疗机构从事医疗护理员的工作。不允许向患者或家属索取利是或红包			
	18. 不允许私自操作监护仪等急救诊疗设施设备，不允许私自更换连接输液管或拔出输液管路、调节输液速度、更换引流管等			
	19. 不允许开展其他医疗卫生技术活动，不允许私自为患者热敷或冰敷，不允许私自给患者使用各种治疗性、理疗性仪器等			
	20. 不允许私自将患者带离医疗机构，擅自翻阅病历或者其他医疗文书			
	21. 不允许质疑或（和）干扰医疗机构各项诊疗活动			

注：1. 达成率 = "是"条目数 /（总条目数 − 不适用条目数）× 100%

2. 考核结果分为优秀（达成率 ≥ 90%）、良好（达成率 85%～<90%）、合格（达成率 80%～<85%）。

表 4-2　医疗护理员工作质量持续改进评价表

医疗护理员姓名		督查日期		整改期限	
督查内容					
存在问题					
原因分析					
整改措施					
整改效果	评价人：　　　　日期：				
追踪评价	□整改措施满意 □以下问题需进一步改进： 追踪人：　　　　日期：				

服务质量评价对于提升患者满意度、发现问题并改进、监控与考核服务、优化服务流程以及提升品牌形象等方面都具有重要意义。通过对医疗护理员的综合评价，可以全面了解医疗护理员的工作表现、服务质量和水平。因此，医疗护理员服务机构应高度重视服务质量评价工作，根据评价结果制定相应的改进措施，不断完善和优化评价机制和流程，提高医疗护理员的服务质量和服务能力，为患者提供更加优质、高效的服务。医疗机构也应加强对医疗护理员的管理和培训，不断完善服务流程，以推动服务质量的持续提升。同时，医疗护理员也应加强系统学习，不断提高自身的专业素养和服务水平，以更好地服务于患者。

小贴士

医疗护理员服务质量控制的意义

通过加强医疗护理员的培训和规范管理，可以提高其护理服务的专业水平，保障医疗质量和患者安全，确保患者得到专业、安全和人性化的护理服务。同时，这也是实施健康中国战略、增进全民健康福祉的重要举措。对医疗护理员进行服务质量控制，可以提升护理服务质量和效率，保障患者安全，促进医疗机构高质量发展，维护医疗护理员权益，推动护理行业健康发展。通过对医疗护理员进行服务质量控制，不仅能够提升患者的护理体验，还能为医疗护理行业的可持续发展作出贡献。

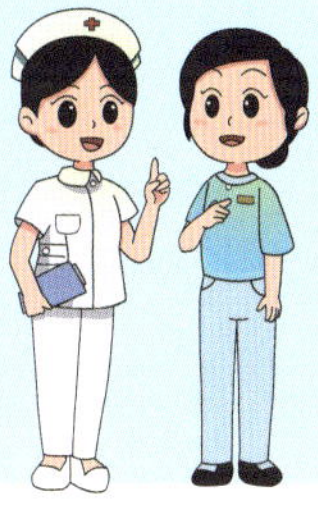

思考题

桂奶奶摔倒后感觉浑身疼痛，但检查未发现骨折，需要卧床休养。因为担心加重疼痛，医疗护理员很少帮奶奶翻身，就连吃饭喝水也都是平躺着进行。作为医疗护理员，您认为这种照护方式有问题吗？正确的做法是怎样的？

（刘艺琴、黄晓莲、韦江涛）

第二节　医疗护理员满意度评价

【学习目标】

（1）了解开展医疗护理员满意度评价的意义。

（2）熟悉医疗护理员满意度调查问卷内容。

满意是一种心理状态，是指一个人对产品或服务的主观评价。它是客户的需求被满足后的愉悦感，是客户对产品或服务的事前期望与实际使用产品或享受服务后所得到实际感受的相对关系。如果用数字来衡量这种心理状态，这个数字就叫作满意度，客户满意是确保客户忠诚的基本条件。

一、医疗护理员满意度评价的作用

医疗护理员的服务态度、技能水平和专业素养直接影响到患者的就医体验。医疗护理员满意度调查是医疗护理员服务机构提升服务质量、优化管理流程以及提高患者满意度的重要手段。通过问卷调查、患者反馈、访谈等方式，了解患方对医疗护理员的服务态度、专业技能、沟通技巧等方面的满意度。根据调查结果，评估医疗护理员的服务质量是否达到患方期望，及时发现问题并采取相应的改进措施，不断提升其照护质量。

二、医疗护理员满意度调查的内容

1. 满意度评价主体：患者及其家属、医护人员。

2. 获取信息方式：使用适当的满意度调查表定期对医疗护理员及服务提供机构开展满意度评价，可由服务的医疗机构相关部门或第三方专业机构进行现场随机抽样调查、电话访谈或网络调查等。

3. 满意度调查表参考内容。

医疗护理员满意度调查问卷
（医疗机构填写）

请留下您宝贵的想法，非常感谢您的参与！

1. 您所在的科室是

2. 您聘请的医疗护理员是哪家公司的？

A.×××××× 公司　　B.×××××× 公司

3. 医疗护理员着装规范、整洁、持证上岗

A. 很满意（10）　B. 满意（8）　C. 较满意（6）　D. 不满意（4）　E. 非常不满意（2）

4. 医疗护理员文明用语、微笑服务

A. 很满意（10）　B. 满意（8）　C. 较满意（6）　D. 不满意（4）　E. 非常不满意（2）

5. 医疗护理员做到关心、诚心、细心、用心、恒心

A. 很满意（10）　B. 满意（8）　C. 较满意（6）　D. 不满意（4）　E. 非常不满意（2）

6. 对医疗护理员的服务态度满意及认可程度

A. 很满意（10）　B. 满意（8）　C. 较满意（6）　D. 不满意（4）　E. 非常不满意（2）

7. 医疗护理员能及时为患者提供生活照护，如洗漱、擦身、喂食、协助大小便等

A. 很满意（10）　B. 满意（8）　C. 较满意（6）　D. 不满意（4）　E. 非常不满意（2）

8. 医疗护理员服务技能熟练程度

A. 很满意（10）　B. 满意（8）　C. 较满意（6）　D. 不满意（4）　E. 非常不满意（2）

9. 医疗护理员了解科室基本医疗常识、基础卫生知识

A. 很满意（10）　B. 满意（8）　C. 较满意（6）　D. 不满意（4）　E. 非常不满意（2）

10. 医疗护理员服务频率满足患者需求

A. 很满意（10）　B. 满意（8）　C. 较满意（6）　D. 不满意（4）　E. 非常不满意（2）

11. 医疗护理员服务机构管理人员对医疗护理员进行工作指导、督促和教育等管理措施到位程度

A. 很满意（10）　B. 满意（8）　C. 较满意（6）　D. 不满意（4）　E. 非常不满意（2）

12. 医疗护理员服务机构是否定期对医疗护理员进行相关培训

A. 满意（定期开展）（10）　B. 不满意（偶尔开展）（8）

C. 非常不满意（无开展）（6）

13. 对医疗护理员服务机构工作的整体评价

A. 很满意（10）　B. 满意（8）　C. 较满意（6）　D. 不满意（4）　E. 非常不满意（2）

14. 您对医疗护理员的其他意见和建议：

注：医疗护理员服务质量满意度在同一年度内累计 3 次低于 80 分的，由医疗护理员服务机构重新组织培训，考核合格后方可继续指派或推荐到病区提供辅助护理服务。

医疗护理员满意度调查问卷
（服务对象填写）

请留下您宝贵的想法，非常感谢您的参与！

1.您所在的科室是

2.您聘请的医疗护理员是哪家公司的？

A.×××××× 公司　　　　B.×××××× 公司

3.医疗护理员是否主动跟您介绍照护级别、服务内容及收费标准？

A.很满意（10）　B.满意（8）　C.较满意（6）　D.不满意（4）　E.非常不满意（2）

4.医疗护理员是否按协议服务内容开展辅助护理服务？

A.很满意（10）　B.满意（8）　C.较满意（6）　D.不满意（4）　E.非常不满意（2）

5.医疗护理员是否遵守服务作息时间的要求？

A.很满意（10）　B.满意（8）　C.较满意（6）　D.不满意（4）　E.非常不满意（2）

6.您对医疗护理员的服务水平是否满意？

A.很满意（10）　B.满意（8）　C.较满意（6）　D.不满意（4）　E.非常不满意（2）

7.当您遇到问题向医疗护理员咨询或寻求帮助时，医疗护理员是否主动或热情地帮助您？

A.很满意（10）　B.满意（8）　C.较满意（6）　D.不满意（4）　E.非常不满意（2）

8.医疗护理员是否为您打扫或整理床单、枕套、被子？

A.很满意（10）　B.满意（8）　C.较满意（6）　D.不满意（4）　E.非常不满意（2）

9.您对医疗护理员的礼仪、形象、服务意识是否满意？

A.很满意（10）　B.满意（8）　C.较满意（6）　D.不满意（4）　E.非常不满意（2）

10.您是否见到医疗护理员玩手机、看电视、闲聊、嬉闹、抽烟、喝酒？

A.很满意（10）　B.满意（8）　C.较满意（6）　D.不满意（4）　E.非常不满意（2）

11.医疗护理员有无向您索取食品、礼物、钱财等现象？

A.很满意（10）　B.满意（8）　C.较满意（6）　D.不满意（4）　E.非常不满意（2）

12.您对医疗护理员的总体服务评价是？

A.很满意（10）　B.满意（8）　C.较满意（6）　D.不满意（4）　E.非常不满意（2）

13.您最满意的医疗护理员：

14.您对医疗护理员的其他意见和建议：

注：医疗护理员服务质量满意度在同一年度内累计 3 次低于 80 分的，由医疗护理员服务机构重新组织培训，考核合格后方可继续指派或推荐到病区提供辅助护理服务。

医疗护理员服务满意度调查对于提升医疗护理服务质量、优化服务流程、增强护患沟通、发现并改进管理问题、激发医疗护理员积极性、提升患者满意度以及增强医院竞争力等方面都具有重要意义。因此，服务机构应高度重视医疗护理员满意度调查工作，将其纳入日常管理中，不断完善和优化调查机制和流程，以推动服务质量的持续改进和提升。

小贴士

客户满意度是衡量服务质量的直接指标。通过服务质量评价，服务机构可以及时了解客户对服务的感受和意见，发现服务中的不足之处，从而有针对性地加以改进，提升客户满意度。

满意度调查可以作为一种有效的监测工具，帮助服务机构及时发现服务质量的变化趋势。通过定期收集和分析满意度数据，服务机构可以了解服务质量的整体状况和变化趋势，及时发现并解决潜在问题。

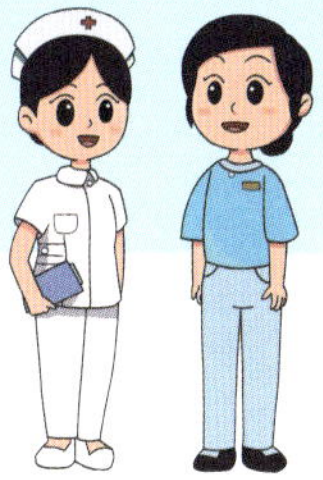

思考题

服务满意度是衡量医疗护理员服务质量的重要指标之一，该如何提升服务满意度呢？

（刘艺琴、黄晓莲）

第五章
医疗护理员权益保障：法律法规与安全防护

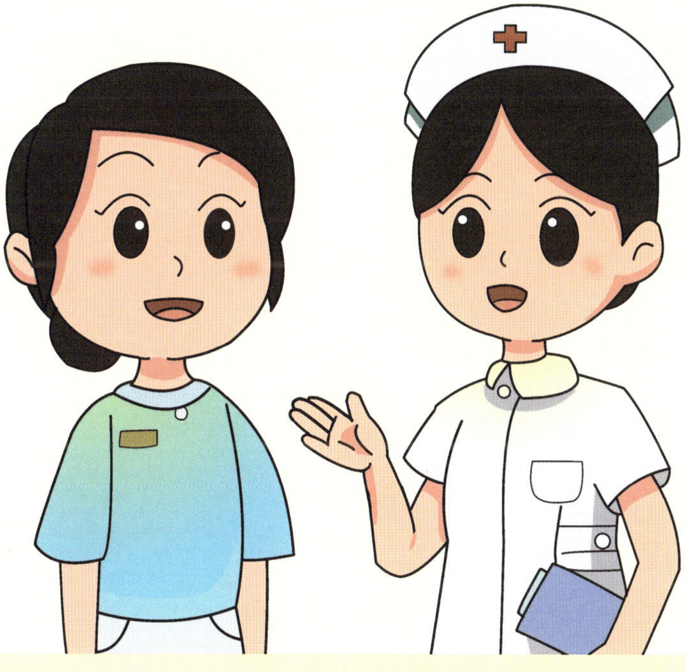

扫码获取更多资源

第一节　医疗护理员权益保障相关法律法规

【学习目标】

（1）了解与医疗护理员密切相关的法律法规。

（2）了解医疗护理员如何用相关法律法规对自身权益进行保护。

从国家到地方层面，政府出台了一系列相关文本和规范，旨在进一步明确医院、医疗护理员服务机构、医疗护理员以及患方之间的法律关系，为医疗护理员的权益保障提供有力支撑。

一、政策视角下的医疗护理员法律保障指导

在广西层面，相关部门已成立专项工作组，成员涵盖自治区人力资源和社会保障厅、自治区卫生健康委员会、自治区财政厅、自治区市场监督管理局、自治区中医药管理局、自治区司法厅、自治区公安厅、自治区教育厅以及自治区住房和城乡建设厅等多个部门，共同强化对医疗护理员权益保障工作的统筹协调。广西已制定并完善了一系列推荐文本和制度规范，包括但不限于《医疗机构与陪护服务机构协议书》《辅助护理服务协议书》《陪护服务机构与医疗护理员协议书》《医疗护理员工作职责》《医疗护理员职业守则》《医疗护理员服务规范》《医疗护理员服务质量满意度调查表》《医疗护理员培训机构技术评估标准》《医疗护理员星级评定标准》等。

二、医疗护理员的法律地位及其权利义务

（一）医疗护理员的法律地位

从医疗护理员的定义出发，我们可以对其法律地位进行深入分析。前文已对医疗护理员的性质进行了明确界定，即“医疗辅助服务人员”，其工作范围主要处于医疗护理服务的辅助地位。需要特别指出的是，医疗护理员并不属于医疗机构卫生专业技术人员，因此不得从事诊疗及医疗护理的相关工作。然

而，作为辅助人员，医疗护理员既是医疗行为的辅助服务人员，也是患者生活辅助照护的重要力量。医疗护理员享有并承担着由工作职责或合同约定的权利和义务。

（二）医疗护理员、护士与护工的角色区分

医疗护理员与护士、护工尽管都带“护”字，且均在医疗机构中服务，但它们的教育背景、职责范围、监督职责和行为约束有所不同，主要区别见表5-1。

表5-1　医疗护理员与护士、护工的区别

角色	教育背景	职责范围	监督职责和行为约束
护士	通常需要经过专业的护理教育，拥有护理学士学位或相关专业文凭，并通过国家护士执业资格考试，获得注册护士（RN）或其他相应级别的资格证书。他们接受的教育涵盖了医学基础知识、临床护理技能、疾病管理、药物管理、急救技能等	护士是取得注册护士执业证书，受聘于医院从事护理工作的人员，属于卫生技术人员。职责更为专业,包括执行医嘱、给药、进行治疗操作（如静脉输液、伤口换药）、监测患者生命体征、评估患者健康状况、提供健康教育、参与病例管理和急重症护理等	在医疗团队中扮演着较为独立的角色，能够根据患者状况做出专业判断并采取相应措施，同时也负责指导和监督护工和医疗护理员的工作。其工作和行为受到所在科室、医疗机构的监督和考核
护工	与医疗护理员不同，护工是指医院聘用或是与医院存在劳务派遣关系的单位派出的护理人员；一般而言没有作出教育背景要求，参照人才市场第三方派遣公司及医疗机构招聘惯例要求“高中或中专以上”学历。护工入职前须经过第三方劳务公司或医疗机构培训和考核	职责上更倾向于从事医疗机构及所属科室的场所卫生清洁、生活物品摆放、普通物资补给等方面的辅助工作，并听从医护人员安排从事非医疗辅助工作。与患者之间没有直接照护关系，仅按照医疗机构要求维护患者住院期间的场所、被服、附属设施等清洁消毒工作，协助供给日常饮用水等；除按照工作制度履行职责外，还听从安排从事非医疗辅助服务工作，如申领办公物资、非医疗物资院内物流传递等	无论是受聘于医疗机构，还是由第三方劳务公司派遣至医疗机构工作，均须受医疗机构工作制度及所在科室护工岗位职责的管理和监督；通常在护士或其他医疗专业人员的指导下工作，执行具体的辅助任务

续表

角色	教育背景	职责范围	监督职责和行为约束
医疗护理员	对教育背景没有作出硬性要求，学位及专业文凭不影响入职或受聘。在职业培训上，需要完成一定的职业培训课程或具备相关工作经验。医疗护理员的培训更多聚焦于基本的生活照顾技能，如协助患者进食、翻身、清洁、日常起居等。在《广西试点方案》中，为推进医疗护理员培训的体系化、专业化，还鼓励和提倡有资质的试点单位对医疗护理员开展专项职业能力培训和考核，通过后发放病患陪护专项职业能力证书，并逐步纳入服务机构管理体系	主要负责患者的基本生活照顾和一些非技术性的护理工作，比如帮助患者洗澡、穿衣、移动、进食，以及保持患者居住环境的清洁与舒适。医疗护理员在医疗决策和执行医疗操作方面受到严格限制，通常不直接参与医疗处置	无论是受医疗护理员服务机构派遣（行纪行为）、由服务公司（居间行为）中介或自行受雇于患方，均依合同形成与患者之间的雇佣关系。依照合同约定从事照护服务，受到合同约束，同时有保障患者基本安全的义务。除合同约定事项的约束外，还应遵守服务场所的秩序和工作规范，如安全生产、消防治安等方面的管理要求

（三）医疗护理员的分类及其法律关系解析

在国家系列政策的推动下，广西为加速医疗护理员培训的体系化与专业化进程，鼓励并支持有资质的试点单位对医疗护理员实施专项职业能力培训与考核，通过考核者将获得病患陪护专项职业能力证书，并逐步纳入服务机构的管理体系。在此背景下，服务机构、医疗护理员与医疗机构在实际医疗服务中形成了错综复杂的法律关系。具体阐述如下：

1. 医疗护理员与服务机构。医疗护理员通常与服务机构建立劳动合同关系或灵活雇佣关系。

（1）劳动合同关系：服务机构作为雇主，须遵循《中华人民共和国劳动法》等相关法律法规，确保医疗护理员的合法权益，如合理薪酬、工作时间安排、劳动保护及职业培训等。同时，服务机构应对其派出的医疗护理员实施有效管理，以保障其提供的护理服务达到专业标准。若医疗护理员在执行职务行为中出现违规行为或引发纠纷，服务机构须首先承担责任，并可事后向医疗护理员追偿。此模式因在技能培训、工作派遣、质量安全等方面为患者提供了更全面的保障而深受患者青睐。

（2）灵活雇佣关系：医疗护理员与服务机构通过居间合同建立联系，服务机构作为中介，为医疗护理员与有护理需求的客户牵线搭桥，并从中获取中介费用。此模式因形式灵活、成本可控，成为当前主流的法律雇佣关系。

服务机构灵活雇佣关系的运作主要包括以下几个环节：

①居间合同的订立：医疗护理员与服务机构基于平等、自愿的原则，签订书面的居间合同。合同中明确规定服务机构为医疗护理员提供寻找客户、匹配需求、协助谈判、促成交易等服务，并对居间费用的计算方式、支付条件、期限等予以详细规定。

②需求匹配与推荐：服务机构根据其掌握的客户需求信息，结合医疗护理员的专业技能、工作经验、个人特点等因素，进行精准匹配。在此过程中，服务机构可能需要对医疗护理员进行初步筛选、资格审核，确保推荐给客户的医疗护理员具备提供所需服务的能力。

③交易促成：服务机构协助医疗护理员与客户进行沟通协商，解答双方疑问，协调服务内容、时间、价格等细节，直至双方达成一致，签订护理服务合同。至此，服务机构的中介服务视为完成。

④居间费用的收取：根据居间合同约定，当医疗护理员与客户成功签订护理服务合同时，服务机构有权从医疗护理员所得报酬中提取一定比例作为居间费用。具体比例通常在合同中明确规定，且应在合理范围内，不得损害医疗护理员的合法权益。

⑤后续服务与监管：尽管服务机构通过居间合同与医疗护理员建立了合作关系，但并不意味着其对医疗护理员的服务过程完全免责。服务机构仍需对推荐的医疗护理员进行一定的监管，确保其按照服务合同约定提供合格的护理服务。若医疗护理员在服务过程中出现问题，服务机构可能需要承担一定的连带责任，具体责任范围需视居间合同条款及法律规定而定。

⑥纠纷处理：在居间服务过程中或护理服务实施后如出现纠纷，如居间费用争议、服务质量问题等，医疗护理员、服务机构及客户三方应依照合同约定及法律法规进行协商或通过法律途径解决。

值得注意的是，采用居间合同模式运营的服务机构，其角色与纯粹的雇主身份不同，主要职能在于提供信息对接、撮合交易等服务，而不直接对医疗护理员进行日常管理和业务指导。因此，在法律关系、责任承担等方面，此类服务机构与前述劳动合同关系下的服务机构存在显著差异。在这样的模式下，医疗机构与医疗护理员及服务机构之间的法律关系可能更为间接，主要是与医疗护理员或服务机构签订服务协议来明确各方权责。

2. 服务机构与医疗机构：服务机构通常与医疗机构签订合作协议，将医疗护理员派遣至医疗机构提供服务，双方构成合同合作关系。协议中应明确各自的权利义务，包括但不限于服务内容、质量标准、费用结算、风险分担、违约责任等。医疗机构有权对医疗护理员的服务进行监督和评价，服务机构则有义务对医疗机构的合理建议和要求做出响应，共同保障患者权益。

3. 医疗护理员与医疗机构：尽管医疗护理员并非医疗机构的直接雇员，但在医疗机构工作期间，他们需遵守医疗机构的各项规章制度，并接受医疗机构的业务指导与监管。从患者角度出发，医疗护理员往往被视为医疗机构服务体系的组成部分，其行为直接关系到医疗机构的声誉及法律责任。因此，若医疗护理员在工作中发生医疗事故或纠纷，除医疗护理员及服务机构需承担责任外，医疗机构也可能因监管不力等原因承担相应的补充责任。

三、风险预防及处理措施

对于纠纷预防和处理，医疗机构、服务机构、医疗护理员三方将共同从以下几个方面着手：

1. 规范管理：服务机构应建立健全内部管理制度，定期对医疗护理员进行职业技能培训和职业道德教育，提升服务质量。医疗机构也应加强对医疗护理员的日常监管，确保其严格遵守医疗操作规程和患者隐私保护规定。

2. 权责界定清晰：通过签订详尽的合作协议或劳务合同，明确各方权责边界，避免因权责不清导致的纠纷。例如，明确规定医疗护理员的工作范围、服务标准、禁止行为，以及在发生医疗事故时的责任划分等。

3. 信息公开透明：向患者及其家属充分告知护理服务的内容、收费标准、服务人员资质等信息，保证其知情权和选择权，减少因信息不对称引发的纠纷。

4. 及时响应机制：一旦发生纠纷，相关方应迅速介入调查，了解事实情况，积极与患者及其家属沟通，表达解决问题的诚意。

5. 依法调解仲裁：对于涉及赔偿、责任认定等复杂问题，可借助第三方专业机构（如医疗纠纷人民调解委员会）进行调解，或者依据协议约定申请仲裁，力求公平公正地解决争议。

6. 诉讼途径：若调解、仲裁无效，当事人可依法向人民法院提起诉讼，通过司法程序解决纠纷。在此过程中，各方应积极配合提供证据，尊重并执行法院判决。

总的来说，构建清晰的法律关系，强化纠纷预防机制，妥善处理已发生的纠纷，对于维护医疗护理服务秩序、保障各方合法权益具有重要意义。

小贴士

行纪行为：是指经纪机构受委托人的委托，以自己的名义与第三方进行交易，并承担相应法律责任的商业行为。例如，医疗护理员服务机构接受患方委托，以公司的名义签订服务合同，派遣医疗护理员至患方处从事生活照护工作；合同双方为医疗护理员服务机构和患方，如发生违约情况，由公司先行承担服务合同约定的义务或违约责任。

居间行为：通俗来说是指牵线搭桥、举荐媒引，促使交易双方达成合作的一种经济活动。居间方一般为平等主体间专项从事这种居间中介活动而从中获取报酬的人，就是居间人。例如，医疗护理员服务机构作为中介、媒介，向患方（用工方）介绍登记在本公司名册上的医疗护理员，促成患方与医疗护理员之间达成合作意愿并签订合同。合同双方为患方和医疗护理员，服务机构为居间人。

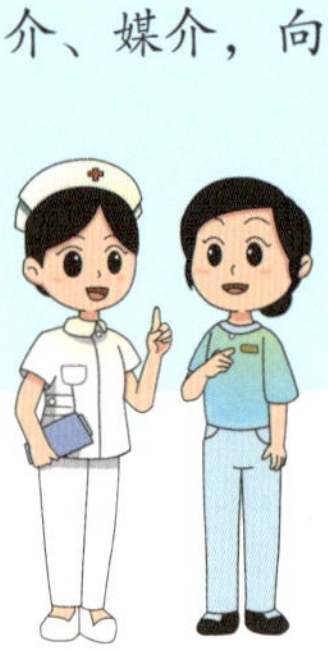

思考题

桂奶奶因患脑血管疾病住进了医院，家属希望对老人照顾得好一些，通过医疗护理员服务机构请了 24 小时一对一陪护的医疗护理员赵某。此后，家属多次在探视时发现赵某脱岗聊天。某一天，桂奶奶儿子小刘接到医院电话，得知奶奶在病房的洗手间摔倒。到了医院后，小刘得知奶奶想上厕所时没有看见赵某，于是就自己扶墙去洗手间，结果摔倒并导致腿部骨折。请问，医院、医疗护理员服务机构、医疗护理员赵某对此事故分别需要负什么责任?

（伍勋、郑昕）

第二节　医疗护理员职业风险防范

【学习目标】

（1）熟悉医疗护理员在日常工作中面临职业风险的可能性和普遍性。

（2）掌握医疗护理员职业风险的种类和可能导致的风险。

医疗护理员在提供基本生活照顾和部分医疗辅助服务的过程中，面临着多种多样的职业风险，这些风险不仅关乎医疗护理员个人健康与安全，也影响到工作质量和患者安全。

一、职业风险的可能性和普遍性

医疗护理员职业风险包括身体伤害、感染管理不当、暴力供给侵害、化学暴露、心理压力等，具有一定的普遍性和可能性。通过广泛调查和医案分析，我们归纳出以下常见的医疗护理员职业风险，以供参考和注意。

（一）身体伤害风险

在医疗护理员的日常工作中，身体伤害是一个不容忽视的问题。这类伤害通常表现为在协助患者行动时发生的扭伤、拉伤等，以及长期体力劳动导致的肌肉骨骼系统疾病。此外，身体伤害还来源于以下方面：

1. 重物搬运与患者转移：医疗护理员经常需要协助患者移动、翻身或搬运，不当的操作方式容易造成自身肌肉拉伤、扭伤，甚至是长期的腰背痛等职业病。

2. 肢体冲突与攻击：在照顾认知障碍（如阿尔茨海默病）、精神疾病或意识不清的患者时，医疗护理员可能会遭遇患者的无意识攻击，导致抓伤、咬伤或其他形式的身体伤害。

3. 锐器伤害与感染风险：在处理医疗废弃物、使用或清理锐器（如针头、容器碎片、生活刀片）时，如果不慎，可能会造成割伤，从而增加感染血液传播疾病（如获得性免疫缺陷综合征、乙肝）的风险。

4. 摔倒与滑倒：医院和护理环境中可能有液体溢出、地面湿滑等情况，医疗护理员在忙碌中快速走动或搬运物品时，容易发生滑倒或摔倒事故。

5. 长时间站立与重复动作：长时间的站立工作以及执行重复性护理动作（如抬举、清洁），可能导致静脉曲张、关节炎、肌腱炎等慢性身体伤害。

（二）感染控制风险

医疗护理员在日常工作中由于频繁直接接触患者及其体液（如唾液、血液、尿液等），有较高的感染传染病的风险，包括流感、肝炎、获得性免疫缺陷综合征等。这些风险主要来源于以下几个方面：

1. 直接接触患者：医疗护理员在照顾患者时，需要进行如翻身、清洁、喂食、更换衣物等操作，这些近距离的接触增加了感染病原体的风险，特别是对于那些照顾传染病（如流感、肝炎、获得性免疫缺陷综合征、新型冠状病毒感染等）患者的工作人员。

2. 辅助使用医疗器具：在协助医护人员进行一些医疗操作时，如果医疗器械消毒不彻底或自身使用不当，也可能成为感染的途径。

3. 暴露于生物危害物质：包括血液、体液、排泄物等，这些都可能携带病原体，如果不采取适当的防护措施，很容易导致感染。

4. 工作环境：医院机构往往人流量大，病原体种类多，加之通风条件有限，这样的环境本身就是一个高风险的感染源。

5. 长时间工作与疲劳：长时间的工作和高强度的劳动容易导致身体抵抗力下降，使得医疗护理员在长期从事生活照护的情况下更容易受到感染。

（三）化学暴露风险

化学暴露主要指的是在工作环境中接触有害化学物质，这些物质可能来源于消毒剂、药物、清洁剂、患者排出物（如尿液、粪便中的氨气）或其他医疗废弃物。这种暴露可能对健康造成短期或长期的影响，具体风险包括但不限于：

1. 皮肤刺激和腐蚀：某些化学物质可以直接刺激或腐蚀皮肤，导致红斑、疼痛、溃疡甚至化学烧伤。

2. 呼吸系统损害：吸入化学蒸气、气体或粉尘可引起呼吸道炎症、哮喘、过敏反应，甚至是严重的肺部损伤。

3. 眼睛伤害：飞溅的化学物质进入眼睛可造成角膜损伤、化学性结膜炎等，严重时可致盲。

4. 神经系统影响：长期低剂量接触某些化学物质，如消毒剂、重金属（如铅、汞），可能影响神经系统功能，导致头痛、眩晕、记忆力减退或更严重的神经病变。

5. 影响生殖系统及胎儿发育：某些化学物质可能干扰内分泌系统，影响生殖健康，或对胎儿发育造成不良影响。

（四）技术误用风险

医疗护理员在提供患者日常照护、协助医疗操作及执行基础医疗任务时，技术误用或错误从事医疗护理行为是指他们在执行医疗护理任务过程中，因缺乏足够的经验、知识、技能或是疏忽大意，导致未能正确遵循医疗护理程序和标准，从而可能对患者造成伤害或不良后果的情况。这种情况在医疗领域是需要严格避免的，因为它直接关系到患者的安全与健康。以下是一些常见的技术误用或错误类型：

1. 药物管理错误：如给错药、剂量错误、时间错误或给药途径错误。防范措施包括严格执行“三查七对”原则，即操作前、操作中、操作后查对，以及对患者信息、药物名称、剂量、浓度、给药时间、给药途径、药物有效期进行核对。

2. 感染控制不当：如未正确执行手卫生、使用无菌技术不当等，可能导致院内感染。加强感染控制培训，确保医疗护理员了解并遵循标准预防措施至关重要。

3. 错误解读医嘱：由于对医疗术语理解不准确或沟通不畅，可能导致执行医嘱时出现偏差。加强医疗术语培训，确保与医护人员的有效沟通。

4. 忽视患者需求和反馈：患者对自身不适的表述未得到及时响应，可能导致病情恶化。建立良好的患者沟通机制，鼓励患者及家属积极反馈，及时响应患者需求。

这里讨论的“技术误用”，还包括医疗护理员在没有适当培训、指导或超出其职业范围的情况下使用医疗设备、执行医疗程序和给予药物治疗等情况。这种行为可能导致患者安全风险增加，甚至造成伤害。

根据国家和地区的规定，医疗护理员和护工（医院自聘）均不能从事医疗护理行为，这些行为包括但不限于：

1. 诊断疾病：判断患者健康状况或病因应由具备相应资质的医生完成。

2. 开具处方或调整药物剂量：只有具有执业资格的医师才有权开具处方和调整药物治疗方案。

3. 进行侵入性操作：如静脉注射、抽血、导尿等，这些通常需要护士或医生来执行。

4. 复杂伤口处理：深度伤口清洁、换药等需要专业医生评估和处理。

5. 提供专业医疗建议：关于治疗方案、饮食调整或康复锻炼的具体建议应由医疗团队给出。医疗护理员不得提供任何与治疗、康复、调理等方面的意见和建议。

因此，医疗护理员应严格遵守国家和医疗机构明确限制的行为管理规定，不超越其职业界限，这对于维护医疗质量和患者安全至关重要。

（五）承受职业压力风险

医疗护理员承担着直接照顾患者、协助完成日常医疗任务和提供基本生活支持的重要职责，与患者接触时间长，存在极易产生职业情感羁绊的特殊性。这一职业因其特殊性，面临着多方面的职业风险，尤其是承受直接的心理压力：

1. 精神压力大：医疗护理员经常面对患者的痛苦、死亡、情绪波动及家属的高期望值，这些都可能造成巨大的心理负担，导致情绪疲劳、抑郁、焦虑等问题。长期处于高压环境，缺乏足够的心理支持，还可能引发创伤后应激障碍（PTSD）。

2. 工作量大：特别是在医疗资源紧张的情况下，医疗护理员可能需要同时照顾多位患者，高强度的工作压力可能导致工作效率下降和职业倦怠。

3. 人道主义压力大：在医生或家属做出关乎生命质量与结束的决策时，如临终关怀，医疗护理员可能会经历道德和情感上的冲突与压力。

4. 职业认同感与社会认可度低：尽管工作重要且辛苦，但医疗护理员职业地位和社会认可度往往不高，薪酬待遇的提升空间有限，这可能导致职业满足感较低，影响工作积极性和职业忠诚度。

综上所述，医疗护理员作为医疗卫生领域不可或缺的角色，在直接照顾患者、协助完成日常医疗任务和提供基本生活支持的过程中，职业风险与工作时间呈正比例增长。

除以上提及的身体伤害、感染风险、化学暴露、技术误用、心理压力等几大分类之外，还存在信息误用、隐私泄露、风险评估不足、知识更新不及时等方面的风险。正确面对风险和困难，系统性地减少医疗护理员面临的职业风险，营造一个积极向上、相互支持的工作环境，提升整个团队的稳定性和效能是当前亟须解决的问题。

二、如何有效防范医疗护理员职业风险

以下是医疗护理员常见的一些职业风险应对措施：

（一）针对身体伤害风险的预防措施

学习正确的搬运和转移技巧，使用辅助设备如移位机、升降床等减轻体力负担，定期进行身体锻炼以增强体能。具体为：

1. 培训与教育：定期为医疗护理员提供正确搬运技术、个人防护装备使用、感染控制等专业培训。

2. 使用辅助设备：利用升降器械、移位滑板、防滑鞋等辅助工具，提高安全性。

3. 合理排班与休息：确保医疗护理员有足够的休息时间，避免过度疲劳，以维持良好的工作状态。

4. 个人防护装备：提供并强制使用适当的个人防护装备，如手套、防护服、防滑鞋等。

5. 心理健康支持：提供心理咨询服务，帮助医疗护理员应对工作中的压力和可能的心理创伤。

6. 环境管理：保持工作环境的整洁干燥，及时清理湿滑地面，设置足够的照明，确保安全通道畅通无阻。

通过上述措施，可以有效减轻医疗护理员面临的身体伤害风险，保障其职业健康与安全。

（二）针对感染风险的预防措施

严格遵守消毒隔离制度，正确使用个人防护装备（如手套、口罩、防护服），接种相关疫苗，勤洗手，做好个人卫生。具体为：

1. 培训与教育：定期接受感染控制和安全操作培训，提升自我防护意识和技能。

2. 严格遵守感染控制程序：如勤洗手、正确使用个人防护装备（如手套、口罩、防护服等）、遵循无菌技术操作规程。

3. 接种疫苗：及时接种相关疫苗，如流感疫苗、肝炎疫苗等，以提高自身免疫力。

4. 健康监测：定期进行健康检查，一旦出现感染症状，立即报告并采取隔离措施。

5. 合理安排休息：确保有足够的休息时间，避免过度劳累，保持良好的身体状态。

（三）针对化学暴露的预防措施

1. 培训与教育：定期为医疗护理员提供关于安全使用化学品的培训，确保他们了解所使用物质的危害及正确操作方法。

2. 个人防护装备：使用合适的个人防护装备，如手套、防护服、护目镜、口罩或呼吸器，特别是在处理有害化学物质时。

3. 良好的通风：确保工作区域通风良好，特别是当使用挥发性化学物质时，以减小空气中化学物质的浓度。

4. 安全存储与标签：所有化学品应妥善存储，远离火源和不相容物质，并清晰标注其危害信息和安全使用指南。

5. 替代品使用：考虑使用更低毒性的替代品，如无害或低害的清洁剂和消毒剂。

6. 紧急应对措施：制定并熟知化学品泄漏或意外暴露时的应急处理程序，包括立即冲洗、使用洗眼站等。

通过这些措施，可以有效降低医疗护理员在工作中因化学暴露而面临的职业风险。

（四）针对技术误用的防范措施

为减少此类错误，医疗机构应加强对医疗护理员的培训和监督，确保他们具备必要的专业知识和技能；实施严格的医疗质量和安全管理体系，包括定期审查护理流程和事件报告系统；同时，营造一个鼓励报告错误和近似错误的文化氛围，以便从中学习并采取预防措施，保障患者安全。

确保医疗护理员不超越其职业界限，对于维护医疗质量和患者安全至关重要。医疗机构有责任通过培训、监督和明确的职责划分来预防技术误用的发生。同时，提升医疗护理员的职业技能和法律意识，也是减少技术误用、提高服务质量的关键措施。

此外，建立一套完善的教育与认证体系，对医疗护理员进行定期的专业培训及考核，是规避技术误用不可或缺的一环。这不仅应涵盖基础的生命支持技能、急救知识，还应深入患者权利、伦理道德、感染控制及个人隐私保护等领域，确保他们在日常工作中能够遵循最佳实践标准，以细腻的同理心和高度的责任感履行职责。

（五）针对心理压力的疏导策略

1. 提供专业培训：包括身体搬运技巧、感染控制知识以及心理健康教育，增强自我保护能力。

2. 建立心理支持系统：定期为医疗护理员提供心理咨询服务，开展团队建设活动，增强团队凝聚力，减轻心理压力。

3. 合理安排工作量：确保有足够的人员轮班，避免长时间超负荷工作，保障休息时间。

4. 提升职业发展与认可：提供职业晋升路径，提高薪资待遇，举办表彰活动，增强职业荣誉感。

5. 加强沟通技巧培训：提升医疗护理员与患者及家属有效沟通的能力，减少冲突，创造和谐的工作环境。

通过上述措施，可以有效降低医疗护理员的职业风险，减轻其心理压力，促进其身心健康，从而更好地服务于患者和社会。

小贴士

医疗护理员风险防范要点

1. 遵守规章制度：严格遵守医院的规章制度和操作流程，确保每项操作都在规定的框架内进行。

2. 持续接受教育：定期参加专业培训，更新知识和技能，以适应医疗护理领域的发展和变化。

3. 具备沟通技巧：培养良好的沟通技巧，确保与患者、家属和医疗团队的有效沟通。

4. 记录准确详细：详细记录护理过程中的所有关键信息，包括患者状况、护理措施以及其他异常情况。

5. 完善个人防护：正确使用个人防护装备，如手套、口罩等，以防止交叉感染。

6. 练习紧急应对：熟悉紧急情况的应对流程，能够在必要时迅速采取行动。

7. 保护患者隐私：尊重并保护患者的隐私和个人信息，遵守相关的隐私保护法规。

8. 加强团队协作：与医疗团队成员保持良好的协作关系，共同为患者提供高质量的护理服务。

9. 做好情绪管理：学会管理自己的情绪和压力，保持专业和冷静。

10. 增强法律意识：了解与医疗护理相关的法律法规，确保自己的行为不违反法律。

11. 定期风险评估：定期进行风险评估，识别潜在的风险点并采取预防措施。

12. 用好反馈机制：用好医疗机构有效的反馈机制，鼓励患者和家属提供反馈建议，及时改进护理服务。

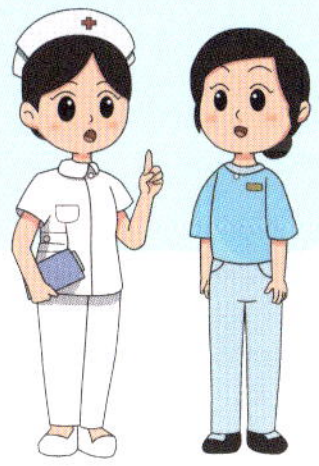

思考题

桂奶奶因病卧床长期住在老年病医院，家人聘请了滨滨护理员承担桂奶奶的日常生活照护工作。桂奶奶因认知障碍，在外界刺激下偶尔会产生异常举动。滨滨护理员该如何做好职业安全防护呢？

（郑昕、赵凯玲）

第三节　医疗护理员职业损伤法律救济途径

【学习目标】

（1）了解医疗护理员的职业损伤法律救济途径。

（2）能够采取有效措施预防和降低职业风险，提升职业安全感和认同度。

医疗护理员的职业损伤是一个复杂而多样的问题，需要医疗机构和护理人员共同努力，采取有效的防护措施降低工作风险。医疗护理员遭遇职业损伤时应迅速报告，妥善保留证据并积极寻求法律救济，这是维护自身权益的重要路径。

一、医疗护理员职业损伤的定义及类型

医疗护理员职业损伤是指在从事医疗护理工作过程中，护理人员由于职业暴露、操作不当或其他原因导致身心健康受损的情况，包括但不限于针刺伤、生物性污染、化学物品暴露等。

二、医疗护理员职业损伤法律救济步骤

1. 立即报告与记录：一旦发生职业伤害，应立即向所在单位即签约的服务机构报告，并详细记录损伤发生的经过、时间、地点及造成的伤害情况。

2. 迅速就医并保留证据：及时寻求医疗救助，并妥善保存所有医疗记录及费用单据，这些均为证明伤害程度及治疗历程的关键证据。

3. 了解相关法律法规：熟悉《中华人民共和国职业病防治法》《工伤保险条例》《中华人民共和国民法典》等相关法律法规，明确自身作为患方雇员应享有的合法权益。

4. 申请工伤认定：根据法律规定，应在事故发生后的规定时间内（一般为30日内）通过雇主向当地社会保险行政部门申请工伤认定。如果雇主未按规定

提出申请，劳动者本人或其近亲属也可以在一年内直接提出申请。

5. 进行劳动能力鉴定：工伤认定后，可申请劳动能力鉴定，以确定伤残等级，这将直接影响到赔偿的标准和金额。

6. 协商解决或提起诉讼：若对工伤认定结果或赔偿事宜有异议，可以先尝试与雇主协商解决。协商不成时，可以依法向劳动争议仲裁委员会申请仲裁，或者直接向人民法院提起诉讼。

7. 寻求法律援助：在整个过程中，如遇到困难或不确定如何操作，可以寻求法律援助机构或专业律师的帮助，特别是在准备法律文件、参与仲裁或诉讼时。

8. 加强预防措施：从长远看，提升自我保护意识，参加职业安全培训，监督并促进工作场所安全标准的落实，是减少职业伤害发生的关键所在。

通过上述步骤，医疗护理员可以在遭遇职业损伤时，有效地运用法律手段维护自身的合法权益。

小贴士

医疗护理员职业损伤救济思路

1. 立即行动：一旦发生职业损伤，立即采取行动，包括就医获取医疗证明、记录事故发生时的详细情况，以及保存任何相关的证人陈述。

2. 法律咨询：尽快与专业的法律顾问联系，了解自己的法律权益和可能的救济途径，包括但不限于工伤赔偿、医疗保险索赔或提起民事诉讼。

3. 利用资源：积极利用医院、所在的服务机构提供的资源，如工会、保险计划或员工援助项目，这些资源可能提供额外的支持和帮助，包括法律咨询和心理辅导。同时，了解并利用政府和社会提供的援助服务，如职业健康与安全监管机构的调查和支持。

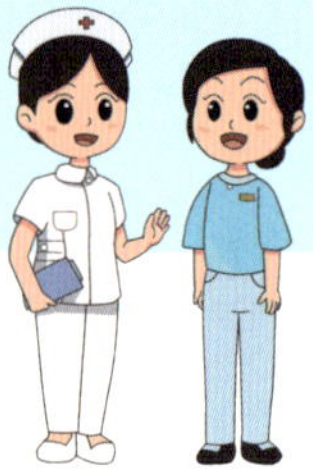

思考题

滨滨护理员在某医疗护理员服务机构工作，受机构指派负责协助患者桂奶奶的日常护理和康复训练。一天，在帮助桂奶奶移动时，由于桂奶奶突然失去平衡，滨滨为了保护桂奶奶不受伤害，自己不慎摔倒并导致手腕骨折。事故发生后，滨滨护理员感到困惑和无助，不知道如何是好。滨滨护理员应如何维护自己的合法权益？

（郑昕、赵凯玲）

参考文献

[1] 周鸣鸣. 乐老服务标准流程［M］. 南京：苏州大学出版社，2019.

[2] 农业部农民科技教育培训中心，中央农业广播电视学校. 护理员［M］. 北京：中国农业大学出版社，2008.

[3] 李兴勇，鲁丽萍. 护理员培训教材［M］. 兰州：甘肃科学技术出版社，2015.

[4] 陈淑英，邵蕙芳. 新编养老护理［M］. 上海：上海科学普及出版社，2004.

[5] 耿莉华，王国权. 陪护员培训教材［M］. 北京：科学技术文献出版社，2004.

[6] 袁慧玲. 养老护理员［M］. 北京：海洋出版社，2015.

[7] 乐晓平. 从日本老年介护发展过程看中国老年护理事业发展需求［J］. 中国护理管理，2007（1）：73-75.

[8] 张平，向卫娥. 国内外养老机构护理人员的现状研究［J］. 中国老年学杂志，2015，35（19）：5662-5665.

[9] 高云，李华萍，徐玉钗，等. 从福建省护理员管理案例看医疗护理员职业形态发展［J］. 上海护理，2021，21（9）：67-70.

[10] 王燕，贾同英，袁蕙芸. 上海市护工行业市场现状的调查与分析［J］. 中国医院，2016，20（7）：69-71.

[11] 上海现代服务业联合会医疗服务专业委员会. 医疗机构护理员工作内容的专家建议［J］. 中华现代护理杂志，2022，28（14）：1821-1825.

[12] 陈曦，韩斌如，侯秀芳，等. 变革型领导风格、心理授权与护士职业认同感的相关性［J］. 护理研究，2019，33（17）：3014-3017.

[13] 谭雯渲，张容，朱瑾，等. 医疗护理员核心能力评价指标体系的构建［J］. 护理学杂志，2023，38（10）：65-69.

[14] 于文超，孙华君，陈营，等. 天津市三级医院医疗护理员队伍建设及管理实践研究［J］. 卫生经济研究，2023，40（1）：65-67.

[15] 杨辉，何兴月，曹慧丽. 关于我国护理员培训和规范管理工作的思考[J]. 护理研究，2020，34（18）：3365-3366.

[16] 栾伟，曹莹，唐文娟，等. 基于行为事件访谈法及专家咨询法的医疗护理员胜任力模型研究[J]. 护理学杂志，2022，37（4）：59-63.

[17] 温小佳，陈芸. 对医院护工职业安全防护的认知调查分析[J]. 医学信息，2015（33）：24-24.

[18] 张彩霞，许星莹. 几起典型的养老院纠纷之法律思考[J]. 医学与法学，2014，6（1）：81-85.

[19] 张洁. 护工在ICU管理中的安全隐患与管理措施[J]. 中国当代医药，2012，19（26）：164-165.

[20] 乔瑞华，金杰，孙俊红. 护理人员职业安全的危险因素及防护现状分析[J]. 中国民族民间医药，2010，19（7）：170，173.

[21] 周香德. 成都市某两所三甲医院护工职业防护知—信—行现状调查[D]. 成都：成都中医药大学，2019.